Jefferson 두통 매뉴얼

Headache Manual

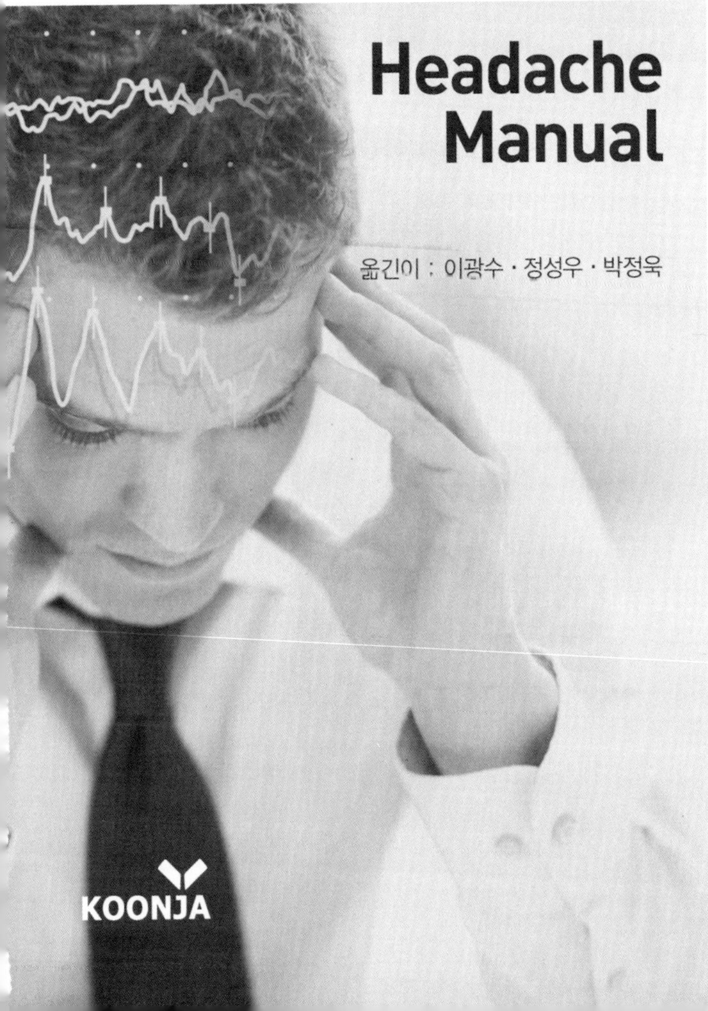

옮긴이 : 이광수 · 정성우 · 박정욱

KOONJA

WILLIAM B. YOUNG · STEPHEN D. SILBERSTEIN · STEPHANIEJ. NAHAS · MICHAELJ. MARMURA

Jefferson
두통 매뉴얼

William B. Young, MD, FAHS, FAAN
Associate Professor of Neurology
Director, Inpatient Program

Stephen D. Silberstein, MD, FACP
Professor of Neurology
Director, Jefferson Headache Center

Stephanie J. Nahas, MD
Assistant Professor of Neurology

Michael J. Marmura, MD
Assistant Professor of Neurology

Jefferson.

Department of Neurology
Jefferson Headache Center
Thomas Jefferson University
Philadelphia, Pennsylvania

demosMEDICAL
New York

Jefferson 두통 매뉴얼

첫째판 1쇄 인쇄 | 2012년 12월 05일
첫째판 1쇄 발행 | 2012년 12월 10일

지 은 이 William B. Young, MD, Stephen D. Silberstein, MD, et al.
옮 긴 이 이광수
발 행 인 장주연
편집디자인 강미란
표지디자인 김민경
발 행 처 군자출판사
등 록 제 4-139호(1991. 6. 24)

본 사 (110-717) 서울특별시 종로구 인의동 112-1 동원회관 BD 6층
Tel. (02) 762-9194/5 Fax. (02) 764-0209

Jefferson Headache Manual (9781933864709)
William young, MD, FAHS, FAAN, Stephen Silberstein, MD, FACP, Stephanie Nahas, MD, Michael Marmura, MD

www.koonja.co.kr

* 파본은 교환하여 드립니다.
* 검인은 저자와의 합의 하에 생략합니다.

ISBN 978-89-6278-614-9

정가 25,000원

저자 서문

두통질환은 높은 유병률과 사회적 비용을 보이며 그리고 복잡하고 다양한 측면을 가진다. 그럼에도 불구하고 두통 환자들을 다루고 치료하는 것에 대한 연구들은 그리 많지 않은 실정이다. 두통 센터를 내원하는 대부분의 환자들은 식약청에서 입증된 두통약제들을 통한 치료에 실패하였거나 특별한 치료법도 제시 받지 못하는 경우가 많다. 두통 환자들은 종종 정확한 진단을 받지 못하거나 효과적인 급성기 또는 예방적 두통 치료를 받지 못하기도 한다. 이렇게 많은 사람들이 두통으로 고통 받음에도 불구하고 국립보건원에서는 기초적인 두통 연구에 대하여 충분하게 재정적 지원을 하지 않고 있어 임상적인 연구들에 대한 시도 및 발전은 미미한 편이다.

우리는 증상이 극심하여 치료에 대한 허무감과 끝없는 통증에 빠진 환자들을 포기하지 않았으며 미약한 근거 중심 의학 이상의 방법들을 시도하려 노력하였다. 그 결과 우리들은 자신들의 경험적인 방식을 터득하였고, 이후 많은 모임을 통해 이러한 결과들을 분석하고 각 치료의 부작용들을 점검하여 이를 입증하고자 하였으며 환자들의 삶을 향상시키고자 노력하였다. 본 책자는 실제적으로 두통 약물들을 어떻게 활용하고 두통에 대해서 무엇을 왜 해야 하는지에 대한 판단을 제공하기 위하여 만들어진 실제적인 안내서이다. 만약 누군가가 심장치료에 대한 책자를 발간하고자 한다면 인용에 대한 기준을 가져야 하며, 드물게 사용되는 공격적인 치료방법에 대하여 문헌 고찰을 통해 학구적인 논의를 하고, 다양한 논점에 대하여 의견을 수렴하여 기준을 정하게 될 것이다. 실용적, 과학적 측면 모두에서 훌륭한 책자들은 이러한 과정에 기초하여 만들어진다. 그러한 두통에서는 클리닉을 방문한 환자들에게 별반 도움이 되지 않은 매우 적은 양의 자료들만 존재할 뿐이다.

우리는 이 책자가 두통환자들을 치료함에 도움이 되기를 희망한다. 우리는 여러분들이 이 책을 가까이 두고 새로운 방법을 계획할 때나 무언가를 하고자 하나 어떻게 할 지 알 수 없을 때 쉽게 참고될 수 있기를 바란다. 미래에는 새로운 치료 방법이 나타나고 과학적으로 연구가 진행될 것이다. 그러나 현시점에서 우리는 이 책이 頭(두)에서의 치료동향에 매우 근접할 것이라 믿는다.

Acknowledgments

Linda Kelly의 훌륭한 구성능력, Lynne Kaiser의 편집 재능,
그리고 그들 모두의 헌신과 희생에 깊은 감사를 드립니다.

Preface

The prevalence, societal costs, and intricacies of headache disorders are extremely high. Despite this, research that would help in the care and management of headache patients is sadly lacking. Almost every patient who seeks treatment at our headache center has failed most Food and Drug Administration-approved treatments, or there *are* no Food and Drug Administration-approved treatments for his or her said disorder. Headache patients often do not get a diagnosis, do not achieve effective acute pain relief, and do not receive preventive therapy. The National Institutes of Health have provided limited resources for basic headache research. Few clinical trials have been done, despite the fact that headache afflicts millions of Americans.

When the patient's symptoms are dire, we refuse to abandon the patient to treatment nihilism and endless pain, and are forced to go beyond the meager offerings of evidence-based medicine. We have come up with our own empirical techniques. We talk among ourselves and to other headache experts. We meet, dissect our results, review our adverse events, try to improve our patients' lives, and attempt to get funding to prove our beliefs.

This manual is a practical guide that aims to give the reader a sense of how headache medicine is actually practiced and why we do what we do. If one were writing a manual on cardiac care, one would have standards to quote, erudite discussions in the literature on even rarely used aggressive treatments, and consensus conferences to cite on various issues. An excellent manual, both practical and scientific, could arise based upon this literature. But for headache medicine, a scant volume would emerge, useless for the patients who populate our clinics.

We hope this manual will assist you in the care of your patients. We hope you will keep this book close at hand, and let it serve as a quick reference when new treatments are contemplated, or when you know what to do but not how to do it. In the future, new treatments will emerge and be studied scientifically. But for now, we believe this book is pretty close to the "state of the art" of headache medicine.

William B. Young, MD, FAHS, FAAN
Stephen D. Silberstein, MD, FACP
Stephanie J. Nahas, MD
Michael J. Marmura, MD

역자 이력

이광수 가톨릭대학교 서울성모병원 신경과교수
전) 가톨릭대학교 신경과학교실 주임교
전) 대한두통학회 회장
현) 대한신경집중치료학회 부회장

정성우 가톨릭대학교 인천성모병원 신경과장
가톨릭대학교 신경과학교실 부교수
대한두통학회 이사

박정욱 가톨릭대학교 의정부성모병원 신경과장
가톨릭대학교 신경과학교실 부교수
대한두통학회 이사

역자 서문

두통은 어지럼과 함께 가장 흔한 신경학적 증상입니다. 그런데도 불구하고 많은 의사들은 두통 환자를 진료하는데 가장 쉬운 증상으로 생각하면서도 가장 어렵게 느끼고 있습니다. 그 이유는 혈액이나 영상검사등 어떠한 검사로도 두통의 원인을 쉽게 찾지 못하고 검사를 하지않는 경우 위험한 뇌질환을 놓치는 것이 아닐지 불안해 하기 때문입니다. 두통은 의사들이 쉽게 생각하는 만큼 그리 대수롭지 않은 경우도 많지만 편두통이나 만성 매일두통 그리고 이차성 두통등은 환자로 하여금 삶의 질이 낮아지고 아주 심각한 상황에 놓이게 만드는 원인이 되기도 합니다. 그렇다고 언제 어느 검사를 해야할지? 어떤 치료제가 적당한지? 언제까지 치료해 보고 결정해야 하는지? 환자에게 교육해야 할 것은 무엇인지? 간단한 증상에 비해 많은 것을 알아야만 해결될 수 있는 지식이 필요합니다. 그렇다고 우리 의료환경에서 그 많은 것을 배우고 머릿속에 지식을 쌓기란 그리 간단치 않습니다. 그런 점에서 간단하면서도 체계적인 지식을 어떻게 손쉽게 얻느냐가 중요하다고 생각합니다. 그런 취지에서 역자들은 두통에 대한 지식을 쉽게 이해하고 습득하기 좋은 Philadelphia의 Thomas Jefferson두통센터에서 발간한 매뉴얼을 우리 말로 번역하여 소개합니다.

이 매뉴얼은 두통 전반에 대한 전문가들의 경험을 토대로 최근 진단과 치료를 소개하고 있습니다. 특히 저자들은 의학용어의 한글과 영어 차이점으로 인한 어려움을 피하기 위해 가능하면 우리들이 흔히 학생때부터 접했던 용어나 한글 번역으로 오히려 어렵게 느끼는 경우는 영어 그대로를 사용하였습니다. 수많은 두통 환자를 시급히 고통에서 벗어나게 만들 수 있기를 기원하면서 모든 학생과 의료인들의 좋은 지침서가 되기를 희망합니다. 이 매뉴얼이 발간되기까지 수고하여 주신 정성우, 박정욱 교수님과 가톨릭의과대학 신경과학교실 모든 교실원 그리고 출판하기까지 최선을 다 해주신 군자출판사에게 깊은 감사의 말씀을 드립니다.

2012년 11월

대표역자 이 광 수

목차

1 두통의 분류: 어떻게 그리고 왜? – 일차성과 이차두통

두통의 분류는 두통 진단에 이용되어 궁극적으로 치료를 도와준다. 국제두통학회 국제두통질환분류 제2판에서는 전체 두통을 원발두통 , 이차두통 그리고 뇌신경통 등 3부분으로 분류한다(표 1.1). 원발두통은 두통 자체가 질병인 경우를 말하며, 이차두통은 구조성, 염증성 혹은 대사성 원인등 다양한 뇌병변에 의한 두통을, 뇌신경통은 두부 신경의 자극, 압박등에 의해 안면부에 나타나는 통증을 의미한다.

편두통은 가장 중요한 원발두통으로(표 1.2) 조짐 편두통(migraine with aura)과 무조짐 편두통(migraine without aura)으로 분류한다. 대부분은 조짐 증상이 없으나 약 30%에서는 조짐을 동반한다.

편두통은 임상소견에 근거하여 진단한다. 두통 증상을 분석하고 이차성 원인을 배제하는 것 이외에 두통이 편두통이라고 직접적으로 증명할 특별한 검사법도 없다. 편두통 환자들에서 전형 증상 중 한가지만 만족하지 않는 경우가 있는데, 이를 과거에는 "편두통성 두통"이라 불리웠으며 현재는 개연성(probable) 편두통이라 한다. 이런 용어는 실질적 목적을 위한 것으로 편두통과 동일한 치료에 반응한다.

최근 연구를 통해 조짐편두통의 병태생리는 더 잘 이해하게 되었으나 아직도 조짐을 진단하는데 임상양상 이외에 다른 직접적인 검사법은 없다. 또한 다른 신경 질환도 조짐과 유사한 증상을 일으킬 수 있어 주의가 필요하다. 만일 편두통 환자가 전형적인 시각 조짐을 보이며 증상이 매우 특징

표 1.1 일차성과 이차두통의 예

원발두통	이차두통	뇌신경통
편두통	뇌종양두통	삼차신경통(V)
긴장형두통	경추성 두통	설인신경통(IX)
군발두통	고열과 연관된 두통	원인불명의 안면통

표 1.2 편두통 진단기준(국제두통질환분류 제2판)

1. 2)-4)기준을 만족하는 최소 5번 이상의 두통발작
2. 4-72시간동안 지속하는 두통발작
3. 두통은 다음 특징중 최소 2가지 이상 보이는 경우
   가. 한쪽 두통 부위
   나. 박동성 통증양상
   다. 중등도 혹은 심한 두통 강도
   라. 걷거나 계단 오르는등의 기본 일상생활에 의한 악화
4. 두통 발작동안 다음 증상 중 한가지 이상 동반
   가. 구역질 그리고/또는 구토
   나. 광과민과 소음과민 반응
5. 다른 원인질환에 기인된 경우가 아니어야 한다.

적이고 적신호가 없는 경우라면 문진과 신경진찰 이외에 추가 검사가 필요하지 않다. 만일 조짐이 심한 언어장해, 마비 혹은 다른 드문 증상등 비전형적이라면 뇌와 혈관 영상검사가 필요할 수 있다(표 1.3).

두통에 대한 악화인자를 확인하는 것이 중요하다. 종종 원발두통 환자는 두통을 악화시키는 유발인자나 수정이 가능한 생활습관들이 있을 수 있으므로 살펴보아야 한다. 또한 수면무호흡 검사, 경추 질환 유무 혹은 턱관절 이상, 우울증 등의 확인과 치료가 중요하며 편두통 개선에 도움이 된다.

두통 분류의 마지막 부분은 뇌 신경통으로(1)통증이 다른 신경증상보다 월등히 뚜렷하며(2)원인이 말초신경 손상 혹은 자극에 의해 직접적으로 유발되고(3)치료가 다른 원발두통 과 다르다.

이 책에서 저자들은 환자를 실질적으로 진료하는데 안전하게 느낄 수 있도록 다양한 진단과 치료를 다루고자 노력하였다.

표 1.3 조짐편두통의 진단기준(국제두통질환분류 제2판)

1. 최소 2회 두통발작
2. 조짐은 다음 중 최소 하나 이상을 만족하되 운동성 마비는 없어야 한다.
   가. 양성 혹은 음성적 양상의 완전 가역적인 시각적 증상
   나. 양성 혹은 음성적 양상의 완전 가역적인 감각적 증상
   다. 완전 가역적인 언어장해

REFERENCE

Headache Classification Committee. The International Classification of Headache Disorders: 2nd edition. *Cephalalgia.* 2004;24(suppl 1):9-160.

2 두통의 역학

편두통은 모든 연령 전반에 걸쳐 발생할 수 있다. 편두통 발병의 가장 빠른 연령이 몇세인지는 규명하기 어렵다. 저자들은 많은 부모들이 자신들의 어리고 말 못하는 아이가 창백하고 신경질적이다가 울고 토하고 잠에 들며 다시 정상으로 돌아온다고 이야기하는 경우를 많이 경험하였다. 나이가 들고 말하는 것을 배우면 이들은 이러한 증상들과 심한 두통이 동반된다고 이야기한다.

편두통은 전 인구의 12%(여성 18%, 남성 6%)에서 발생한다. 개연성 편두통의 1년 유병율은 4.5%정도이다. 편두통은 학동기 이전까지는 소녀보다 소년에서 더 흔할 수 있으나 초경이 시작된 이후부터는 여성들의 편두통 발생이 대략 3.5대 1 비율로 증가한다. 일생동안 편두통 유병율은 그림 2.1, 그림 2.2와 같다.

최근 10년 동안 편두통의 유병율은 변화하지 않고 있다. 가족 수입은 편두통 유병율과 반비례하여 수입이 낮은 계층에서 높은 수입 계층에 비해 1.6배 높았다. 인종에 따른 특성에서는 백인, 흑인, 아시아인종 순으로 편두통 발병이 많았다.

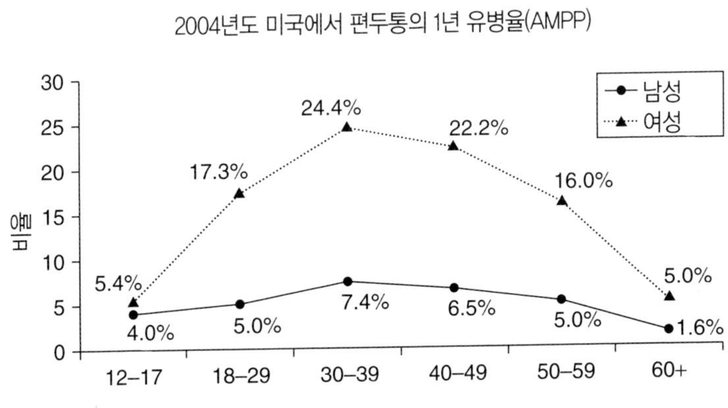

그림 2.1 연령에 따른 편두통의 유병율
Source: Lipton RB, et al. *Neurology*. 2007;68:343-349.

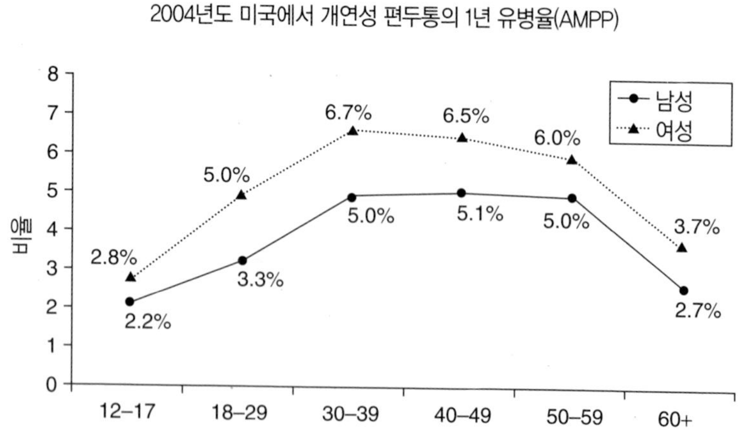

그림 2.2 연령에 따른 개연성 편두통의 유병율
Source: Silberstein S, et al. *Cephalalgia*. 2007;27:220-229.

만성 편두통은 미국 인구의 2-3%정도에서 발생한다. 인구집단 조사에서 매년 약 3%비율로 만성 편두통으로 발전한다. 편두통은 산업화 국가에서 무능하게 만드는 질병들 중 20번째에 해당된다.

급성 긴장형두통은 미국 전체인구의 46%에서 나타나며 만성 긴장형 두통은 약 2%정도 나타난다. 일차의료기관에서 반복성 두통을 호소하는 환자는 편두통 혹은 개연성 편두통일 가능성이 높다.

군발두통은 전체인구 100,000 명당 53명에서 발병한다. 남녀비는 4.3:1이며 급성 군발두통은 만성 군발두통의 6배이다. 3차 의료기관에서 많은 환자들은 만성적 형태로 묘사하며 지속적인 치료를 통해 불완전하게 조절됨으로서 장기간 관해되지 않고 드물거나 강도가 약한 두통으로 지속된다. 발병 연령은 3세에서 91세까지 다양하고 평균 연령은 26-30세이다.

연구와 투자

두통질환의 사회적 경비는 엄청나다. 편두통 자체만으로는 미국 전체 장해 예산의 약 1% 이상을 차지한다. 그러나 미국 정부는 다른 의학적 모든 질환보다 편두통 관련 장해에 대한 연구비용 지불이 적다(그림 2.3).

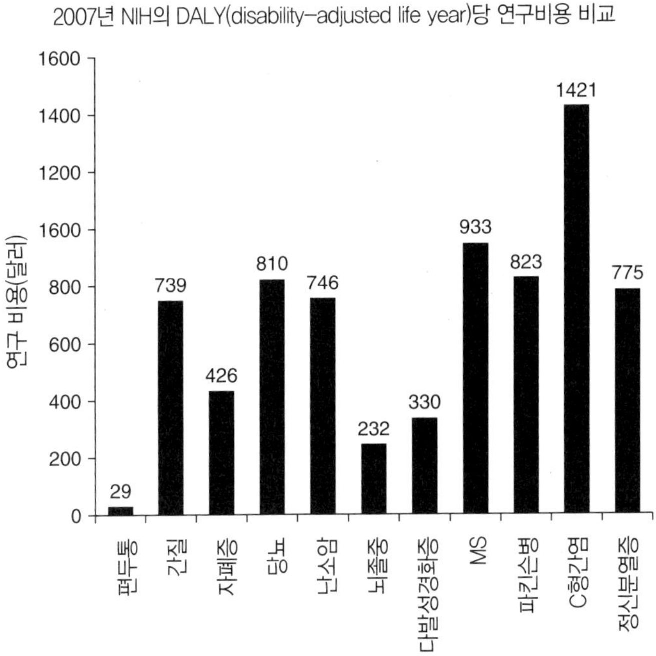

그림 2.3 미국 NIH에서 장해비율을 고려한 투자 연구비

REFERENCES

Fischera M, Marziniak M, Gralow I, Evers S. The incidence and prevalence of cluster headache: a meta-analysis of population-based studies. *Cephalalgia. 2008;*28(6):614-618.

Lipton RB, Bigal M, Diamond M. Migraine prevalence, disease burden and the need for preventive therapy. *Neurology.* 2007;68:343-349.

Schwedt TJ, Shapiro RE. Funding of research on headache disorders by the National Institutes of Health. *Headache.* 2009;49(2):162-169.

Silberstein S, Loder E, Diamond S, et al; AMPP Advisory Group. Probable migraine in the United States: results of the American Migraine Prevalence and Prevention(AMPP) study. *Cephalalgia.* 2007;27:220-234.

Tepper SJ, Dahlof CG, Dowson A, et al. Prevalence and diagnosis of migraine in patients consulting their physician with a complaint of headache: data from the landmark study. *Headache*. 2004;44(9):856-864.

3 일차성과 이차두통의 진단과 검사

두통의 문진과 진찰

두통 전문가는 문진과 이학적 진찰보다 진단적 검사에 덜 의존한다. 두통 문진은 병변이 존재하는 특정 부위를 찾는데 필요하며 이학적 진찰을 위해서는 새로운 기술의 습득이 필요하다. 문진으로 질병과 시간과의 관계를 규명하고 환자들이 중요하지 않다고 생각하는 증상이 존재하는지를 찾아야 한다. 환자는 "아스피린으로 조절되는 가벼운 두통에 대해 말할 필요가 있나요? 그 증상은 괴롭지 않아요"라고 이야기 하기도 한다.

저자들은 두통 환자의 첫 평가시 다음 항목에 대해 문진한다.

- 두통 발병시작
  - 발병 연령
  - 발병과 연관된 요소 : 발살바 수기, 성관계, 운동, 발열 질환
- 두통 부위
  - 일차 혹은 이차 두통은 한쪽 혹은 양쪽 일 수 있다.
  - 후두부 통증은 어린이에서는 심각할 수 있으나 성인에서는 보통 그렇지 않다.
  - 비특이적임: 원발, 이차두통 모두 편측이거나 양측일 수 있다.
- 두통의 지속기간 : 편두통 >4시간, 군발두통 <3시간
- 빈도와 두통발작 시간
  - 군발성과 다발성 발작빈도
- 두통 통증강도와 임상증상 경과
  - 발병시기가 급성인가?
  - 임상경과가 진행성인가, 아주 심한 통증인가?
- 두통의 성격
  - 박동성, 찌르는듯한 통증, 화끈거림 등등

- 악화와 완화인자
  - 자세(기립성)
  - 머리 운동
- 동반증상
  - 구역질, 광과민과 소음과민(편두통)
  - 눈물, 안절부절 못함(군발두통)
- 질병 과거력
  - 약물
  - 치과, 부비동 혹은 주변조직 질환
  - 요추천자 과거력
  - 두부외상
  - 악성 암
  - 간질
  - 후천성 면역결핍증
- 이학적 진찰(신체전반부에 걸쳐)
  - 활력징후
  - 두부-상처, 이전의 외상부위의 압박감
  - 턱관절 - 관절을 만져보고 소리가 나는지 관찰하고 입 벌릴 때 옆으로 이동하는지, 환자 손가락 3개 정도가 들어갈 정도로 입을 벌릴 수 있는지 확인해야 한다.
  - 목과 어깨 - 유발점 부위, 운동범위, 머리를 옆으로 기울인 상태에서 최대로 뒤로 젖힘으로 경추디스크와 관절부위에 스트레스를 유발해 본다.
  - 근육과 인대
  - 피부
- 신경학 진찰(원발두통에서는 보통 정상이다)
  - 눈, 안저 확인
  - 의식상태
  - 뇌신경
  - 운동 신경
  - 반사
  - 운동조정능력
  - 걸음걸이
  - 감각계

두통을 호소하는 일부 환자는 추가로 다른 검사가 필요할 수 있다. 미국두통학회에서 개발한 SNOOP을 참고하면 도움이 된다(표 3.1). 이들 증상과 징후가 있으면 적신호를 암시하며 철저한 검사가 필요하다.

표 3.1 걱정스런 두통의 적신호("SNOOP")

- Systemic symptoms : 전신증상(고열과 체중감소) 혹은 이차성 위험인자(에이즈나 암)
- Neurologic sign : 신경증상 및 비정상적 징후(의식변화, 혼돈상태)
- Onset : 발병시기: 급작스러운 발병
- Older : 연령 : 50세이상의 중년에서 새로운 발병이면서 진행성인 경우(거대세포혈관염)
- Pattern change : 이전의 두통과 양상이 다른 두통(빈도와 강도 혹은 임상양상의 심한 변화)

더 자세한 내용은 제12장에 수록.

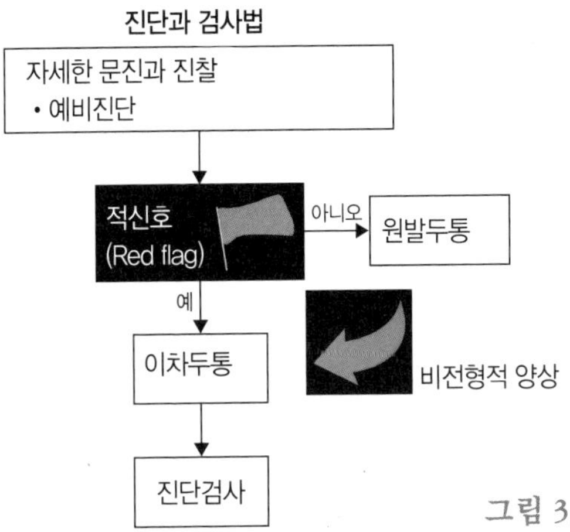

그림 3.1 진단 테스트 검사 시기

두통검사는 적신호를 찾는 것에서부터 시작한다(그림 3.1). 이는 처음으로 환자를 진찰하는 경우나 새로운 혹은 변화가 있는 두통환자를 평가하는 경우 법적인 측면에서도 중요하다.

두통 평가에서 신경영상 검사

전산화 단층촬영(CT)은 두통의 원인이 될 만한 많은 원인들을 찾아낸다. 급성 지주막하출혈, 급성 두부외상, 그리고 두개골 이상소견을 확인하는 데는 MRI와 동등하거나 우월하다. 그러나 CT는 많은 혈관성, 종양성, 경추연수부

표 3.2 CT검사시 놓치기 쉬운 두통 원인들

혈관성 질환
- *동맥류*
- *동정맥기형*
- *지주막하출혈*
- *목동맥과 척추동맥 동맥박리*
- *뇌경색(초기)*
- *대뇌정맥혈전증*
- *혈관염*
- *백질이상소견*
- *경막하와 경막외 혈종*

악성종양
- *뇌악성종양(특히 후두개와)*
- *수막암성종증*
- *뇌하수체종양 혹은 출혈*

경추-연수부 질환
- *Chiari 변형*
- *magnum주변의 수막종*

감염
- *부비동염*
- *뇌수막뇌염*
- *대뇌염과 뇌농양*

기타
- *낮은 뇌척수액 압력 증후군*
- *원인불명 비후성 경막염*

Source: Evans RW. Headaches. In: *Diagnostic Testing in Neurology*. Philadelphia, PA: W. B. Saunders; 1999:3.

질환 그리고 감염질환들을 놓칠 수 있는 검사라는 것을 알아야 한다.

편두통에서 MRI 검사

편두통 환자는 비편두통 환자에 비해 후방 뇌경색 병변 가능성이 높다 (5.4% 대 0.7%). 위험성은 편두통 아형과 발작 빈도에 따라 다양할 수 있는데 월 1회이상 발생하는 조짐편두통 환자에서 뇌졸중 발병 위험성이 가장

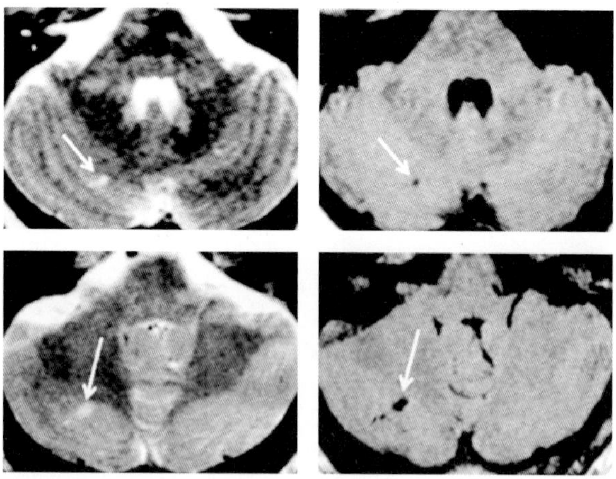

그림 3.2 소뇌경색의 MRI 소견

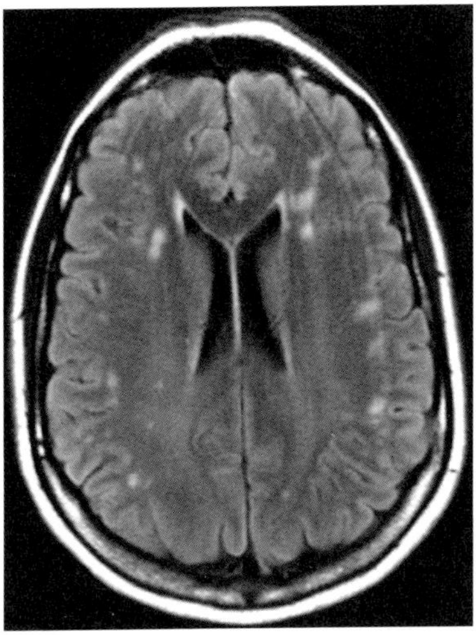

그림 3.3 피질하 백질의 이상소견

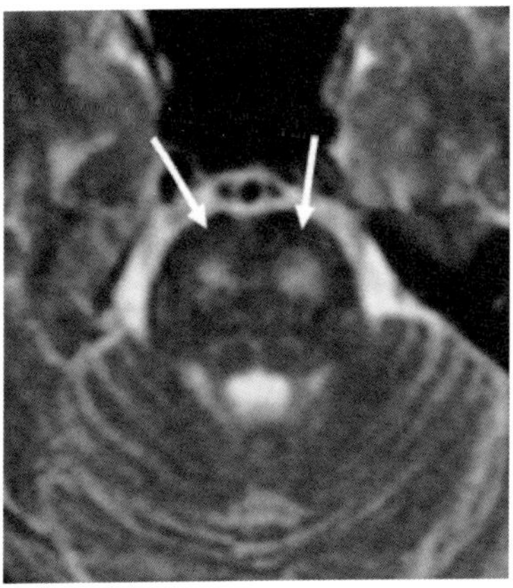

그림 3.4 뇌교의 고음영 병변

높다. 뇌경색 병변이 발생하는 기전은 미세혈관 색전 폐쇄증 보다 편두통과 관련된 국소적 저관류(hypoperfusion)현상으로 설명되기도 한다(그림 3.2).

적지않은 수의 환자에서 편두통의 유무에 상관없이 최소 한 개이상의 심부 백질병변을 보일수 있다(그림 3.3). 여성 편두통 환자는 백질부 음영증가 소견이 나타날 가능성이 남성에 비해 많으며 두통발작의 빈도가 월 1회 이상 시 위험도가 크다(OR 2.6). 조짐편두통과 무조짐편두통 간의 차이는 없다. 남성 환자에서는 백질부 음영증가 소견이 편두통에서 증가하지 않는다. Kruit등은 편두통 환자에서 뇌교의 음영증가를 보고하였는데, 편두통군은 295명중 13명에서, 정상 대조군은 140명중 1명에서 음영증가 소견이 나타났다(그림 3.4).

비전형적 시각증상을 가진 편두통 유사 환자는 드물게 후두부의 동정맥 기형과 연관 되어 나타날 수 있다.

군발두통에서의 MRI 검사

군발두통 환자는 보통 정상 MRI소견을 보이지만 비전형적 군발두통은 이

표 3.3 군발두통의 감별진단

원발두통 증후군
- 돌발반두통(paroxysmal hemicrania)
- SUNCT(short lasting unilateral neuralgiform headache with conjunctival injection and tearing)
- 지속반두통(hemicrania continua)
- 편두통
- 수면 두통

이차성 군발두통의 원인들

혈관성 원인
- 목동맥과 척추동맥의 동맥박리 혹은 동맥류
- 해면체내의 목동맥 위 동맥류
- 전교통동맥 동맥류
- 후두부 동정맥기형
- 중대뇌동맥 영역의 동정맥기형
- 귀 윗부분의 두피 연조직의 동정맥 기형
- 전두엽과 뇌량의 동정맥기형
- 경추 척수 경색
- 연수 측부 뇌경색
- 전두-측두엽 경막하혈종

종양
- 뇌하수체종양
- 안장 주변부 수막종
- 접형동 수막종
- 표지양낭(epidemoid)종양
- 천막 수막종
- 경추 상부 수막종
- 비인두암

감염질환
- 상악 부비동염
- 안와부비동 아스페르질 진균감염
- 안와부 대상포진

외상후 혹은 수술후
- 안면외상
- 눈 적출술 후

치과원인
- 사랑니 감염
- 발치후

기타원인
- 경추 척수공동증(syringomyelia)와 키아리(Chiari) 기형
- 특발성 두 개내 고혈압

이차두통 증후군
- 톨로자헌트(Tolosa hunt) 증후군
- 측두부동맥염
- Raeder 부삼차신경통

Source: Matharu and Goadsby. *Wolff's Headache and Other Head Pain.* 8th ed. New York, NY: Oxford University Press; 2008.

차성 원인에서 발생할 수 있다. 일부 연구자들은 군발두통의 이차성 원인은 전형적 군발두통 경우에서는 드물다고 주장한다(표 3.3).

방사성 노출 및 임신환자

CT 촬영시 15rads 이상의 용량은 임신중절을 정당화 할 수 있는 기형을 초래한다. 납을 이용하여 두부 CT검사를 하면 자궁에 노출되는 방사성 용량이 1mrad 이하로 노출된다. 목과 뇌부위 혈관조영술도 방사성 노출이 1mrad 이하이다. 임신중 MRI검사가 위험성이 있다는 보고는 없으나 임신중 자석 이용시는 중심체온을 올린다(1도이하)는 논란이 있다. 임신중 MRI 검사로 인해 태아의 이상이 생기는 결과는 현재까지 보고된 바 없다. 임신중 MRI검사에 대한 미국 산부인과 기준은 태아에 나쁜 영향은 없으나 산모에게 반드시 필요한 경우가 아니라면 조영제 사용을 피할 것을 권고하고 있다.

뇌파검사

연구에서 유일하게 나타난 이상소견은 편두통 환자에서 빛 자극에 대한 현저한 반응(H 반응)이다. 이런 소견은 편두통 진단에 도움되지 않는다. 미국 신경과 학회에서는 "뇌파는 두통 환자에서 기본적으로 필요하지 않으나 비정형 편두통 조짐이나 의식소실과 같은 간질을 암시하는 동반증상을 평가할 때는 필요할 수 있다"고 평가하고 있다.

요추천자(Lumbar Puncture, LP)

MRI나 CT검사는 일반적으로 급성 세균성 수막염이 의심되는 경우를 제외하고는 요추천자 이전에 시행한다. 요추천자는 지주막하출혈, 수막염 혹은 뇌염, 수막 암종증 혹은 임프종증 그리고 뇌척수압이 높거나 낮은 경우에 진단 가치가 있다(표 3.4). 요추천자의 적응증은 일생중 가장 극심한 두통이 갑자기 발생한 경우와 감염을 암시하는 고열과 다른 증상과 징후가 나타난 경우, 후천성면역결핍이나 암환자에서 아급성 혹은 진행성 두통이 나타난 경우, 비정형 만성두통(유두부종이 없더라도 비만 환자에서 특발성 두 개내 고혈압 배제하기 위함) 그리고 일반 약물에 반응이 없는 경우 등이다.

표 3.4 첫 증상발생후 CT에서 지주막하출혈이 발견될 확률

시간	가능성(%)
0일	95
3일	74
1주	50
2주	30
3주	거의 0

Source: Evans RW. Headaches. In: *Diagnostic Testing in Neurology*. Philadelphia, PA: W. B. Saunders; 1999:9.

뇌척수액 검사와 XANTHOCHROMIA

대다수 지주막하출혈 환자의 뇌척수액에서 적혈구가 보이지만 6-30일지나면 사라진다. 지주막하출혈과 외상성 천자 감별이 어려울 수도 있다. 지주막하출혈에서는 대부분 적혈구 숫자가 높고 3 tube test에서 안정적 숫자를 보이지만 100개 이하의 적혈구와 첫 번째 튜브와 마지막 튜브 사이에서 25% 이내로 감소되는 경우에도 지주막하출혈일 가능성도 있다. Crenated된 모양의 적혈구는 지주막하출혈을 반드시 암시하는 소견은 아니다(표 3.5).

표 3.5 비외상성 지주막하출혈 원인

두개내 동맥류(가장 흔하다)
두개내 동정맥기형
양성 중뇌 주변의 출혈
다른원인들:

- 척추 혹은 경동맥 동맥박리
- 경막 동정맥기형
- 척수 동정맥기형
- Sickle cell 빈혈
- 응고질환
- 약물남용(코카인과 암페타민)
- 일차성과 전이 뇌종양(뇌하수체와 흑색종)
- 일차성과 전이 경추 종양
- 중추신경계 감염(대상포진)
- 중추신경계 혈관염

Source: Evans RW. Headaches. In: *Diagnostic Testing in Neurology*. Philadelphia, PA: W. B. Saunders; 1999:7.

뇌척수액 내에서 적혈구가 깨지면 산소헤모글린(산소헤모글린)이 방출되고 3-4일이내에 빌리루빈으로 분해된다. 이들 두 물질은 뇌척수액 xanthochromia의 원인물질이다. 뇌척수액의 분홍 색깔은 산소헤모글린에 의한 것이며 노랑색은 빌리루빈에 의한 것이다. 두 물질이 함께 있는 경우는 중간 빛깔을 띄게 된다. 비록 산소헤모글린은 뇌척수액으로 적혈구가 빠져 나온 2시간이내에 발견되지만 12시간까지는 황색으로 색깔이 변화하지 않는다. 요추천자는 언제나 유용한 것은 아니어서 진단이 늦어질 수도 있다. spectrophotometry 검사로 xanthochromia 존재 유무를 확인하는 것이 지주막하출혈과 외상성 요추천자를 언제나 감별할 수 있는 것은 아니다(표 3.6).

산소헤모글린은 생체 안에서 형성되므로 외상성 천자에서도 위양성을 보일 수 있다. 외상성 천자는 2시간내에 mm^3당 적혈구 숫자가 10,000개 이상을 보이는 경우가 많아 5,000개 이하인 경우에는 지주막하출혈에 대한 검사를 강화해야 한다. 육안으로 황색 변성을 확인하는 것은 약 반수에서만 가능하며 spectrophotometry의 임상 유용성은 위양성 소견으로 논란이 있다. 산소헤모글린만 있는 경우는 1%미만에서 동맥류가 진단된 반면 빌

표 3.6 지주막출혈 발생후 Spectrophotometry 검사에 의한 시간별 뇌척수액의 xanthochromia 발견률

시간	가능성(%)
12 시간	100
1 주	100
2 주	100
3 주	70 이상
4 주	40 이상

Source: Vermeulen M, et al. *J Neurol Neurosurg Psychiatr.* 1989;52:826-828.

표 3.7 Xanthochromia의 다른원인

- 황달(혈장 빌리루빈 농도 10-15mg/dl)
- 150 mg/이상의 뇌척수액 단백
- 식이성 과카로텐 혈증
- 악성 흑색종 암종증
- rifampin 경구복용
- 외상성 요추천자

리루빈을 보인 환자에서는 21%에서 동맥류가 진단되었다(표 3.7).

기타사항

급성 약물중독을 종종 놓칠 수 있으므로 약물에 대한 문진을 자세히 하고 환자가 진술하지 않을 수 있는 OTC약물에 대해서도 물어야 한다. 배우자나 가족에게 물어볼 필요도 있으며 소변 독성검사로 확인하기도 한다. 흔히 놓치기 쉬운 이차두통은 표 3.8에 있다.

유두부종을 보이는 특발성 두개내압 항진이 일어날 수 있어 새로운 두통 환자에서 검안경 검사는 매우 중요하다. 유두부종 없는 특발성 두개내압 항진은 감별이 매우 어렵다. 왜냐하면 박동성 이명과 외전신경마비를 보일 수 있어도 임상증상만으로는 감별할 수 없기 때문이다. 시력에 문제가 없을 수도 있고 모호한 시각적 증상을 호소할 수도 있다. 특발성 두개내압 항진은 BMI가 30 이상인 성인 여성에서 발생률이 높다. MRI에서 중요단서는 empty sella이며 MR Venography에서 외측 정맥동의 협착을 보일 수 있다. 특발성 두 개내압 항진이 진단된 경우는 minocycline과 같은 원인 약물을 살펴보아야 한다. 그외 수많은 약물이 두통을 유발할 수 있다(표 3.9). 특별히 일산화탄소 중독에도 관심을 가져야 하는데 혈중 COHb 이 높지 않는 한 신경계 증상 없이 가벼운 두통만을 호소한다.

뇌척수액 압력 저하는 원인 불명이거나 척수 유출 등에 의해 발생할 수 있으며 자세성 두통이 흔하고 다른 증상도 보인다(표 3.10). 두통 초기에 자세성과 관련될 수 있으나 이런 특징이 안 나타날 수도 있다.

표 3.8 이차두통

- 약물 과용성
- 거대세포 동맥염
- 목동맥 박리
- 두 개내 고혈압/가성종양
- 뇌척수액 압력저하 두통
- 만성 접형동 부비동염
- 비인두암
- 아급성 폐쇄각 녹내장
- 만성 뇌수막염
- 대사성 질환
- 흉강 증상
  - 협심증
  - 덩어리
  - 상대정맥(Superior vena cava) 증후군
- 일차성 trochlear 두통과 trochleitis
- 경추성 두통-facet 질환

표 3.9 두통을 유발할 수 있는 약물들

Acyclovir	히스타민 차단제
Adalimumab	■ Cimetidine
Albendazole	■ Ranitidine
Alpha methyldopa	인터페론
Amphotericin	■ Alpha 2a
Atovaquone	■ Alpha 2b
Bromocriptine	■ Beta 1a
Chloroquine	■ Beta 1b
Cyclosporine	산화질소공여제
Desmopressin	■ Amyl nitrate
Disulfiram	■ Isosorbide mono- or dinitrate
Etanercept	■ Nitroglycerin
Griseofulvin	■ Sodium nitroprusside
Hydralazine	옥시토신
Hydroxychloroquine	Phosphodiesterase 억제제
Indomethacin	■ Dipyridamole
Infliximab	■ Sildenafil
Isotretinoin	퀴놀론
Linezolid	■ Ciprofloxacin
Lithium	■ Norfloxacin
Lopinavir	■ Ofloxacin, etc.
Muromonab/CD3	세로토닌 길항제
Naltrexone	■ Granisetron
Nifedipine	■ Odansetron
Nimodipine	
Nonsteroidal antiinflammatory drugs	
Phenylpropanolomine	
Praziquantel	
Progestins	
Ritonavir	
Sulfasalazine	
Tetracycline	
Vitamin A	
Zidovuzone	

특징적인 MRI 소견으로는 전반적인 경막 조영증강, 소뇌의 하방 현상, 경막하 혈종이나 수종(hygroma), 뇌하수체 비대와 척수, 대뇌정맥이 커지는 현상이 있다. 뇌척수액압력은 보통 낮으며 백혈구증가증과 단백 상승이 있을 수 있다(제16장).

두통의 특징들 중 위험신호일 수 있어 특별한 검사가 필요한 경우도 있

표 3.10 자발성 뇌척수액 압력 저하 두통

- 코와 관련성 혹은 척수 유출
- 자세성 두통
- 특징적인 MRI 소견
  - 전반적인 경막 조영증강
  - hindbrain의 sagging
  - 경막하 혈종이나 수종
  - 뇌하수체 확장
- 뇌척수액 소견
  - 압력 저하(100mmHg 이하)
  - 백혈구 증가증 가능
  - 척수 단백 증가 가능

표 3.11 신경증상을 동반하는 편두통

- 바닥동맥 편두통
- 현훈성 편두통
- 혼돈성 편두통
- 안구마비성 편두통[a]
- 반마비성 편두통
- MUMS(한쪽 운동증상을 동반한 편두통)
- CADASIL(피질하 경색과 백질뇌병증을 동반한 우성유전성 혈관병증)
- 아동에서의 교대성 반마비
- Ornithine transcarbamylase 결핍증

[a] Now considered a cranial neuralgia.

는데 이런 두통에는 벼락두통, 빠르게 진행하는 두통, 신생매일지속두통 그리고 자세성 두통 등이 있다. 국소적 통증은 특별한 감별진단과 검사가 필요한 경우가 있는데 눈 통증, 부비동과 코와 관련된 통증, 심한 목 통증, 치아나 입 그리고 턱의 통증이 여기에 속한다.

편두통에서는 드문 신경증상이 발생할 수 있지만 두통 발작간 사이에 신경진찰이 정상인 경우 대부분 원발두통이다. 감별진단은 표 3.11에 있다.

벼락두통(Thunderclap Headache)

벼락두통은 극심한 두통이 1분이내에 최고조에 달하는 두통으로 정의된다. 대부분의 벼락두통은 순간적으로 발생한다. 벼락두통의 감별진단은 표

표 3.12 벼락두통의 감별진단

- 지주막하출혈
- Sentinel 두통
- 대뇌 정맥동 혈전증
- 정동맥박리
- 자발성 두 개내 저혈압
- 뇌하수체 졸중
- 경사대 후방 혈종
- 허혈성 뇌경색
- 급성 고혈압 위기증
- 가역성 대뇌혈관 수축 증후군
- 제3뇌실 클로이드 낭종
- 두 개내 감염
- 일차성 벼락두통
- 원발기침, 성관계와 운동성 두통

3.12에 있다. 지주막하출혈은 벼락두통의 가장 흔한 이차성 원인으로 가능한 빠르게 조사해야 한다. 우선적으로는 CT검사를 하고 만일 정상이라면 요추천자를 시행해야 한다. 대부분은 MRI, MR angiography 혹은 MR venogrphy검사로 진단할 수 있다. 일부 경우에는 CT angiography이 필요한 경우도 있다.

일자싱 벼락두통은 다른 원인을 배재한 후 진단되며 보통 극심한 두통이 발생한 후 1주이내에 걸쳐 점차 가라앉는 양상을 보인다. 임상적으로 가역성 대뇌혈관 수축 증후군 혹은 Call-Fleming 증후군과 감별하기 어렵나. 정상 CT와 정상 척수검사를 보이는 벼락두통은 가능하면 MR angiography혹은 CT angiography검사 시행해야 한다. 가역성 대뇌혈관 수축 증후군에서는 후반부에 각종 합병증이 발생할 수 있다(그림 3.5 , 표 3.13). 일부 환자는 첫 번째 MR angiography에서는 정상소견을 보이다가 발병 수일 후 시행한 검사에서는 혈관수축 현상을 보인다. 가역성 대뇌혈관 수축 증후군의 단서로는 재발성 벼락두통이다. 일반적으로 4-vessel 혈관촬영을 권유하지 않는데 그 이유는 혈관수축을 가속화 시킬 수 있기 때문이다.

전진적으로 빠르게 악화되는 두통

빠르게 진행하는 두통의 감별진단은 표 3.14에 있다. 경막외 혹은 경막하 혈종, 농양 혹은 경막하축농등과 같이 extra-axial에 있는 종괴가 이러한 두통을 유발할 수 있다. Intra-axial 종괴는 일반적으로 심한 신경증상을 유발한다. 폐첨단 질환과 같은 두개외 질환은 때로 두통과 안면통증을 유발한

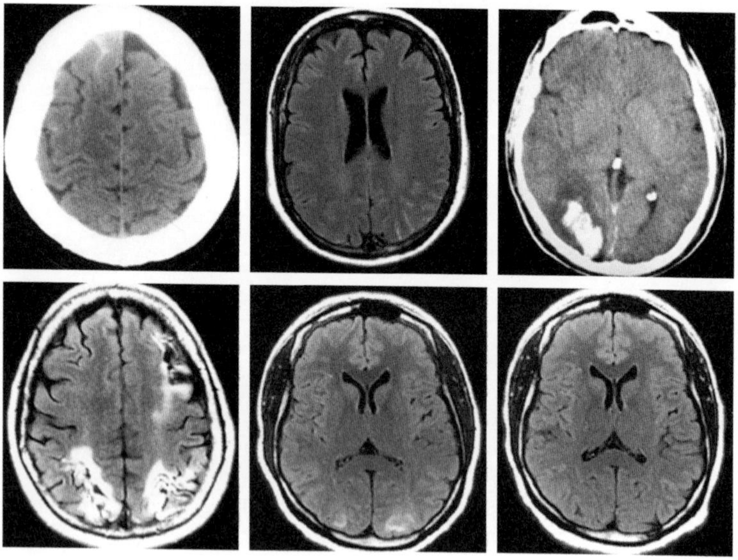

그림 3.5 가역성 대뇌혈관 수축 증후군의 뇌영상(RCVS).(A) 피질부위의 작은 지주막하출혈을 보이는 CT(B) 피질부위의 작은 지주막하출혈을 보이는 MRI(C) 후두부 대뇌출혈을 보이는 CT(D) 양측 후두부와 좌측 전두-두정엽 뇌경색의 후유증을 보이는 MRI(E) 가역성 후방 백질뇌병증 증후군과 일치소견을 보이는 MRI(fluid attenuated inversion recovery) 그리고(F) 같은 환자의 가역성 후방 백질뇌병증 증후군 소견이 28일이후에 사라진 소견

표 3.13 가역성 대뇌혈관 수축증후군에서 두통으로부터 다른 임상증상이 나타나는 평균 지연시간

두통 발병부터 진단까지 지연되는 경우	증례수	평균 ± SD(일)	범주(일)
대뇌출혈	4	1.7 ± 2	0–4
지주막하출혈	15	5 ± 5	0–20
첫 번째 발작	2	3 ± 1.4	2–4
가역성 후방 백질뇌병증 증후군	6	4 ± 1.9	1–6
마지막 재발성 벼락두통	63	7.4 ± 5.6	0–28
일과성 신경 증상	11	11.6 ± 4.9	0–23
뇌경색의 진단	3	12 ± 3	9–15

Source: Ducros A, Boukobza M, Porcher R, et al. *Brain*. 2007;130:3091-3101.

다. 접형동 부비동염 또는 정맥동 혈전증은 벼락두통과 빠르게 진행하는 두통으로 나타날 수 있다. 거대세포 동맥염, 정맥동 혈전증, 수막염 그리고

표 3.14 빠르게 진행하는 두통의 감별진단

- 덩어리 병변
  - Intra-axial
  - Extra-axial
  - 두 개외
- 접형동 부비동염
- 거대세포동맥염
- 정맥동 혈전증
- 뇌수막염
- 뇌염

뇌염등도 빠르게 진행하는 양상의 두통으로 나타날 수 있다.

신생매일지속두통 (New Daily Persistent Hedache; NDPH)

NDPH는 발병부터 매일 두통이 발생하는 두통이다. flu 혹은 바이러스 전구증상이 약 3분의 1에서 나타난다. 때로는 Epstein-Barr 바이러스와 같이 특별한 원인이 발견되는 경우도 있다. 원인질환 중 Lyme병은 치료가 가능한 질환이므로 경우에 따라서는 이런 검사를 고려해야 한다. 정맥동 혈전증, 뇌척수액 압력이 낮거나 높은 경우 그리고 만성 뇌수막염도 NDPH처럼 나타날 수 있다(표 3.15). 저자들은 정상 신경진찰을 보이는 NDPH환자의 평가로 조영증강 MRI, MR Venography 그리고 유행지역에서는 Lyme titer 검사를 시행한다. 만일 첫 번째 치료가 실패하는 경우는 요추천자 검사가 필요할 수 있다.

자세성 두통

자세성 두통은 척수 천자나 원인불명 등에 의한 척수 뇌척수액 유출로 인해 뇌척수액의 압력이 낮아짐으로 발생한다. 드물게는 뇌척수액 비루와 같은 두개 뇌척수액 유출도 있을 수 있다. 때로는 콜로이드 낭종과 같은 두개내 병변이 자세성 두통의 원인일 수 있다. 자세성 두통은 자율신경병증(POTS=자세성 기립성 빈맥 증후군)에서도 발생할 수 있는데 tilt table test

표 3.15 신생매일지속두통의 감별진단(국제두통질환분류 제2판)

- 정맥동 혈전증
- 특발성 두 개내 고혈압
- 뇌척수액 저압력 두통(뇌척수액 유출)
- 목동맥이나 척추동맥 동맥박리
- 뇌수막염(Lyme, 진균, 결핵, HIV)
- 접형동 부비동염
- 외상후 두통
- 경추 facet 증후군
- 비강내 접촉점 두통(contact point)

로 진단한다. 일부 증례에서는 모든 검사가 정상이며 원인이 불분명한 경우도 있다.

눈 통증과 두통

두통이 눈 주위에 발생할 수 있다. 주요 안과 질환은 통증을 유발하며 대부분 진단에 어려움은 없다. 안과 질환의 원인은 대부분 안과 검사에서 비정상 소견을 보이므로 일반적으로 명백하다. 눈 통증을 동반한 두통(일반적으로 안과검사상 정상인 경우)은 대부분 편두통에 의하며 군발두통이나 지속성반두통, 돌발반두통, SUNCT, SUNA(short lasting unilateral neuralgiform headache attacks with cranial autonomic features), 삼차신경통 그리고 일차자두통(primary stabbing headache)에서도 발생 가능하다. 명확한 뇌신경계 이상이 없이 눈 통증을 동반한 두통의 원인은 표 3.16에 있다.

베제트병과 Vogt-Koyanagi Harada증후군은 두통을 동반한 포도막염의 흔한 원인이다. 안와 종양 혹은 염증 또한 두통을 유발할 수 있다. Trochleitis 와 일차성 trochlear 두통은 안구나 안쪽 안각으로 방사되는 통증을 보이며 만성매일두통으로 나타난다. 해면정맥(cavernous sinus) 혈전증과 Reader's paratrigeminal 증후군도 눈 통증이 나타난다. 호너 증후군은 경동맥통증(carotidynia)와 목동맥 박리현상에서 보일 수 있으나 종종 애매모호하다. 이들 질환들도 눈으로 방사되는 통증을 보인다.

급성 폐쇄각 녹내장은 편두통 또는 군발두통과 유사할 수 있다. 두통은

표 3.16 눈 통증을 동반한 두통의 다른 원인

- 급성 폐쇄각 녹내장
  - 압력 증가에 따라 통증
  - 발작시기에 동공이 확장 혹은 불규칙
  - 편두통 양상을 보일 수 있다 - 구역과 구토
- Trochleitis
  - trochlear 부위에 염증과 진찰시 압박감
  - 통증성 supraduction
  - 원인불명 류마티스 관절염, 전신성 루푸스, 건선(Psoriasis), 장관성 관절병증 (enteric arthropathy)
  - 눈 안쪽의 기본 통증과 편두통 악화
- 일차성 trochlear 두통
  - trochlear부위 통증, 60%에서는 다른 부위 통증
  - 정상 신경영상검사
  - 국소 스테로이드 주사로 95% 호전과 동반 두통에 효과
  - 45%에서는 재발, 평균 8개월후
- 건성안(Dry eye) 증후군
- 포도막염

심하고 한쪽에 나타나며 결막 충혈이 보인다. 동공은 보통 중간크기로 대광반사가 감소된다. 방어성 눈거풀쳐짐과 혼탁 각막이 나타날 수 있다. 안압은 발작시기에 올라간다. 이런 증상이 의심되면 즉시 안과의사에게 협진해야 한다.

Trochleitis와 일차성 trochlear 증후군에 대해서는 특별히 언급할 만 하다. trochlear는 상사 근의 건이 지나가는 내측 안각 안쪽에 위치한 구조물이다. 원인불명의 trochleitis는 편두통 환자에서 눈 통증이 추가적으로 나타나는 원인이다. trochleitis는 뚜렷한 안과 이상소견 없이 눈 통증으로 나타난다. 만성 편두통을 악화 혹은 지속시킬 수 있으며 진단은 trochler주변에 스테로이드 주사를 하여 통증 감소나 두통 조절이 되는 것으로 확인한다. 안와 CT검사로 비대칭 혹은 커진 trochlear를 확인할 수 있다. 일차성 trochlear 두통의 경우 trochlear부위에 통증을 호소하고 다른 안과 질환이 없는 경우로 만지거나 눈을 위로 돌릴 때 악화된다. 임상경과는 급성 발생과 함께 만성 혹은 완화 경과를 취한다. 약 반수에서는 밤에 통증이 심해지며 많은 경우에서 두통이 동시에 발생하게 된다. 스테로이드 국소 주사는 보통 48시간내에 통증이 완화되고 종종 동반되는 두통의 빈도를 감소시키

표 3.17 부비동염

- 급성 비부비동염
  - 갑자기 발생, 1일 - 4주 지속
  - 안면 압박감, 통증, 코 충렬, 고름성 분비물
  - 가장 좋은 예측인자 : 상악 치통, 비정상 투명도, 충혈제거제 반응이 불량 고름이나 색깔변화가 있는 분비물
- 아급성, 4-12주
- 만성 부비동염, 12주이상-논란
  - 지속적 두통
  - 점막의 충혈과 부종
  - 고름성이나 출혈성 분비물
- 코 두통
  - 비중격 휘어짐
  - 비중격 뼈돌기(bony spur)
  - 비갑개 비후
  - 역곡비갑개(Paradoxical turbinates)
  - 주머니 선반증(Concha bullosa)

지만 약 반수에서는 수개월 후 재발된다.

부비동과 코질환에 의한 두통

부비동과 코 부위의 질환은 두통을 악화 혹은 유발하는 데 기여할 수 있다. 급성 비부비동염은 빠르게 진행하여 1일에서 4주까지 유지한다. 특징 증상으로는 안면 부 압통, 통증, 코 충혈 그리고 고름 분비물 등이 있다(표 3.17). 부비동염에 대한 특별하고 예민한 단독 증상은 없다. 종종 코 충혈, 냄새기능 손상, 씹을 때 통증, 구취(halitosis), 그리고 상기도 감염 과거력이 종종 나타난다. 고열은 약 반 수에서 있고 두통은 매우 흔하다. 그러나 이들 증상은 급 만성 비부비동염 진단에는 별로 가치가 없다. 가장 특별한 증상으로는 상악통이지만 모든 환자에서 나타나지는 않는다. 충혈제거제에 반응이 없거나 고름이나 색깔변화가 있는 코 분비물은 진단적으로 가치가 높다. 표준 부비동 방사선 검사는 비부비동염 진단에 부적합하여 부비동 CT검사가 수술전 평가나 치료를 위한 사전평가로 필요하다. 접형동 부비동염도 CT나 MRI 검사가 필요하다. 비강 내시경과 신경영상 검사의 정상 소견이 이런 부비동 질환을 감별하는데 도움이 된다(제19장).

표 3.18 경추성 두통의 감별진단

- 목-혀 증후군
- 외측 고리중쇠(atlantoaxial) 관절 통증
- 디스크 통증-C2-3 디스크
- 후관절(Facet) 통증(대부분 C2-3)
- 근막통증 증후군

비중격 휘어짐, 비중격 뼈돌기, 비갑개 비후, 역곡비갑개 그리고 주머니 선반증도 코와 부비동 부위의 증상과 코 접촉 두통을 유발할 수 있다. 이들 두통의 대부분은 철저하게 편측성이다. 이들 두통 환자에서 얼마나 편두통 양상이 동반되는지는 아직 모른다.

경추성 두통

경추는 두통을 유발하거나 악화할 수 있다. 보통 편측성으로 한쪽에 국한되며 목 운동과 특정 자세에 의해 악화되며 어깨나 팔 통증 그리고 관절의 운동 제한이 때로 나타난다. 통증은 보통 중등도로 삽화성 혹은 지속성이다. 자율신경병증 혹은 편두통성 증상을 보일 수 있다. 목 통증은 종종 지속적이며 진단을 할 때 마취제 차단술로 통증이 제거되는지 확인하는 경우도 있다.

특히 편두통 환자들은 두통 발생전, 두통 중 또는 두통 후에 목 통증이 발생할 수 있다. 경추 디스크 질환이 두통을 악화시키는 것으로 의심되는 경우 두통발작간의 통증과 목 증상에 대해 면밀히 살피고 이에 대해 검사해야 한다. 경추부 두통의 감별진단은 표 3.18에 있다.

증상성 관절을 진단하는데 이학적 진찰은 효율성이 적으며 진단적 신경블럭이 필요하다. 근막통 또한 목 통증을 유발할 수 있으며 두부로 방사된다. 이학적 진찰과 유발점에 대한 주사가 진단에 도움이 된다. 그러나 척추열 유발점 주사는 편두통에도 도움이 될 수 있다.

치아와 입의 질환에 의한 두통

악관절(temporomandibular)통은 보통 간헐적이고 턱 사용과 관련이 있다.

진단은 다음 기준에 의한다.(1) 운동 범위 제한(2) 관절 잡음(3) 관절 촉진 시 통증(4) 기능성 통증. 악관절통에서는 두부로 방사되는 근막통도 있을 수 있다. 보통 방사되는 통증의 해부학적 의미는 없다. 유발점 촉진은 방사통을 유발할 수 있고 두통이 발생할 수 있다. 이런 유발점에 주사를 하면 일시적 혹은 영구적 통증 해소가 일어난다.

50대 이후에 시작되는 두통

50대 이후에 두통이 시작되면 특별한 관심을 가져야 한다. 왜냐하면 원발두통 은 50세 이후에는 드물게 시작하기 때문이다. 신경영상이나 ESR 등 진단적 검사는 항상 필요하다(표 3.19).

원발 두통의 오진

때로는 원발두통을 다른 두통으로 오진하게 된다. 지속반두통(hemicrania continua)은 편두통 동반증상이 나타날 수 있고 만성 편두통이나 만성매일

표 3.19 인생 후반부에 시작하는 두통의 흔한 원인

이차두통 질환
- 덩어리 병변
- 거대세포 동맥염
- 약물 관련 두통
- 삼차신경통(이차성)
- 대상포진후 신경통
- 전신질환
- 두 개, 목, 눈, 귀와 코 질환
- 뇌혈관질환
- 파킨슨병

원발두통 질환
- 편두통
- 긴장형두통
- 군발두통
- 수면두통
- 삼차신경통(일차성)

두통으로 오진할 수 있다. 만성 돌발반두통은 군발두통으로 오진할 수 있고 진단을 위해 indomethacin 투여가 필요한 경우도 있다. 수면두통은 군발두통이나 만성긴장형두통으로 오진할 수 있다. 동전형(Nummular) 두통은 만성 긴장형두통으로 오진할 수 있다.

때로는 원발두통은 두가지 다른 두통 양상이 나타날 수 있어 이를 migraine-tic, cluster-tic 그리고 주기성 편두통(군발과 편두통 양상)이라 한다. 드문 원발두통 증후군의 자세한 사항은 제15장에 있다.

REFERENCES

ACOG Committee. Guidelines for diagnostic imaging during pregnancy. *Obstet Gynecol.* 2004;104:647-651.

Antonaci F, Ghirmai S, Bono G, Sandrini G, Nappi G. Cervicogenic headache: evaluation of the original diagnostic criteria. *Cephalalgia*. 2001;21:573-583.

Evans RW, Rozen TD, Mechtler L. Neuroimaging and other diagnostic testing in headache. In: Silberstein SD, Lipton RB, Dodick DW, eds. *Wolff's Headache and Other Head Pain*. 8th ed. New York, NY: Oxford University Press; 2008:63-93.

Kruit MC, vanBuchem MA, Hofman PA, et al. Migraine as a risk factor for subclinical brain lesions. *JAMA*. 2004;921:427-434.

Schwedt TJ, Matharu MS, Dodick DW. Thunderclap headache. *Lancet Neurol*. 2006;5:621-631.

4 편두통의 병태생리와 당신의 환자에게 어떻게 설명할 것인가

서론

두통은 삼차신경과 상부 경추 신경이 지배하는 신체부위에 나타나는 통증 증후군이다. 편두통은 뇌기능 이상으로 발생하는 원발두통으로 삼차신경-혈관계의 활성화가 일어나게 된다. 편두통은 단순히 통증뿐이 아니라 동반 증상과 여러 단계의 양상을 보인다. 일부 환자는 전구증상을 보이는데 빠르면 두통 발생 3일전에 시작할 수 있다. 전구기에 이어 전구증상기 그리고 통증기로 이어지며 치료를 안 하는 경우 4-72시간 지속된다.

두통의 해부학

제5 뇌신경은 두부, 얼굴 그리고 경막의 모든 체감각 정보를 중추신경의 삼차신경핵(Trigeminalis nucleus caudalis, TNC)으로 전달한다. 삼차신경은 안분지(V1), 상악분지(V2) 그리고 하악분지(V3) 등 세 분지로 나뉘어진다. 두부나 얼굴의 전방구조물은 안분지에 의해 지배되고 두부와 목의 후방부는 상부 경추신경에 의해 지배된다. 삼차신경의 감각신경세포체는 삼차신경절에 위치해 있다. 단일 신경섬유는 삼차신경절의 감각신경 세포체에서 출발하여 연수의 후각부위로 유입된다. 정상적으로 이런 신경세포의 정보

표 4.1 통증에 예민한 두 개 구조물

- 두피와 혈관
- 경막의 일부분
- 큰 정맥동
- 수막의 동맥과 큰 뇌혈관
- V, IX, X 뇌신경의 통증 예민 신경섬유

표 4.2 무엇이 두통을 유발할까?

- 통증 예민한 구조물의 견인, 긴장 혹은 자리이동
- 두 개내 혈관의 팽창 혹은 확장
- 통증 예민한 구조물의 염증
- 뇌척수액 경로의 폐쇄로 뇌압상승
- 일차성 중추 통증: 통증계의 침범

전달방향은 말초부위에서 중추방향으로 일어나며 glutamate와 신경단백은 말초부위로 유리된다. 이러한 것들이 감각 삼차신경 활성화, 혈관 확장 그리고 혈장 단백의 혈관외 방출현상에 기여하게 된다(표 4.1과 4.2).

전구증상

전문가들은 편두통 조짐 증상이 뇌혈관 수축에 의한 것이고 두통은 혈관확장에 의한 것이라고 믿어왔다. 이런 학설은 두통의 박동성 성질과 에르고트에 의해 완화되는 것으로 설명되었다. 이후 혈관성 이론은 반박되어왔고 아직도 병태생리의 논쟁거리로 이어지고 있다. 현재 조짐 증상은 허혈상태가 아닌 신경 기능이상에 의한 것으로 받아들여진다. 허혈이 일어날 수는 있으나 매우 드물다. 두통은 국소적 뇌혈류가 감소될 때 이미 시작한다. 따라서 두통은 단순히 반사성 혈관확장 때문이 아니다(그림 4.1).

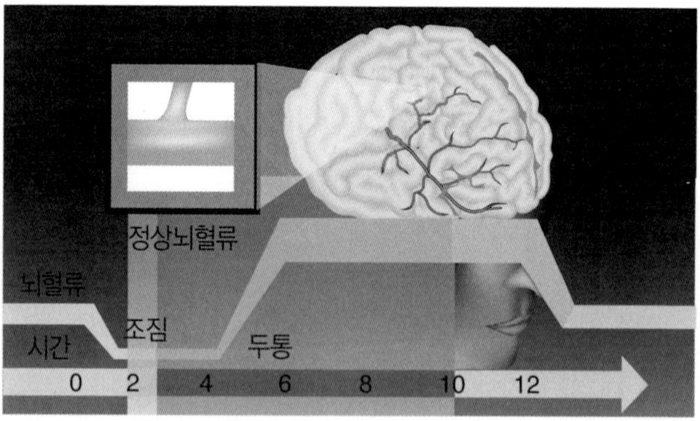

그림 4.1 편두통 발작동안의 뇌혈류(CBF). 혈류는 두통 발작시기에도 여전히 감소되어 있다.

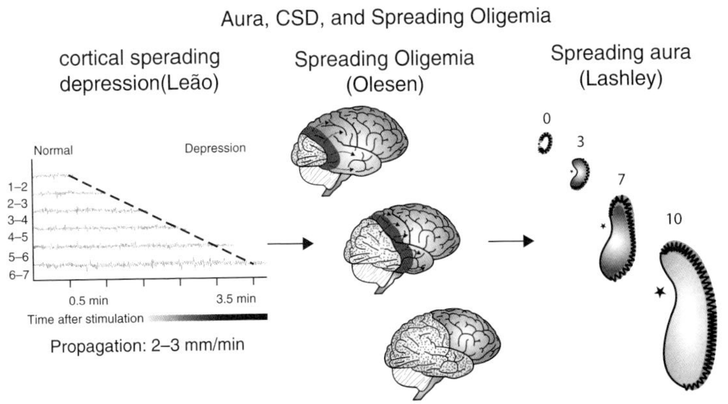

그림 4.2 CSD는 spreading 혈류감소와 spreading 전구증상을 유발한다.
Source: Silberstein et al. *Headache in Clinical Practice*(2nd ed.). London: Martin; 2002.

편두통 조짐 증상은 피질에서 일어나는 현상과 일치한다. 동물실험에서 대뇌피질에 자극을 가하면 피질확산억제(cortical sperading depression: CSD)이 발생하여 분당 2-3mm로 이동한다. CSD는 피질 안정 전위의 이동과 포타시움, 산화질소(Nitric oxide: NO), glutamate의 증가와 함께 일어나며 일시적 국소혈류 증가 후 뒤따르는 일정기간의 혈류감소가 일어나게 된다.

조짐 증상은 CBF가 감소되고 피질을 따라 이동하는- 보통 후방에서 전방으로 분당 2-3mm씩 이동한다. spreading oligemia와 관련있다. 이는 개별적 혈관 공급 영역부위를 넘어서고 있어 부분적 혈관수축에 의한 현상으로 볼 수 없다. 국소 혈류감소는 30분에서 6시간 지속되며 이후 서서히 원래 수준으로 회복한다. 확산성 혈류감소의 진행 속도는 편두통 전구증상과 유사하여 이는 이들 현상이 서로 관계가 있다는 것을 암시해 준다(그림 4.2).

자기뇌파검사는 정상인과 달리 편두통 환자에서 CSD와 부합되는 변화가 발생하는 것을 보여준다. 후두부 피질 흥분도를 규명하기 위해 경두개 자석 자극과 자장의 세기에 대한 자장범위를 이용한 연구에서 편두통 환자에서는 정상인에 비해 낮은 역치에서 phosphene이 발생하였고 낮은 역치의 시각 자극에서 두통이 발생하였다. 조짐 증상이 동반된 편두통은 피질 탈억제현상에 의한 신경 과흥분 현상에 의한 것으로 생각되고 있다.

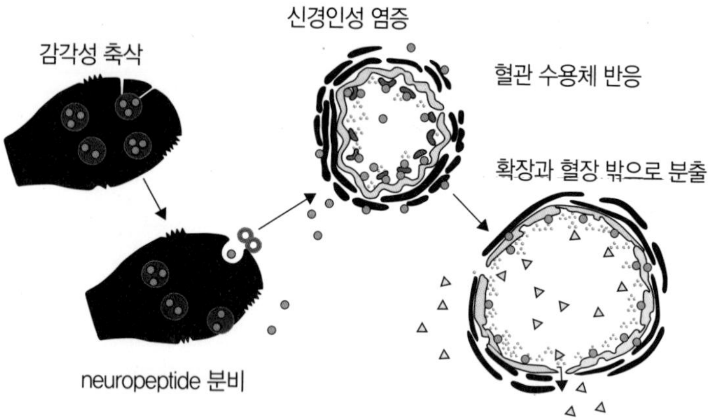

그림 4.3 감각신경원에서 분비된 신경펩티드가 혈관 확장을 일으킨다.

두통

두통은 뇌수막과 혈관주변의 통각수용체 활성과 중추 통증 조절계의 변화를 통해 발생한다. 두통과 관련된 신경-혈관의 변화는 삼차신경계에 의해 매개된다. 두개 부교감신경의 반사성 연결이 삼차-자율신경 반사를 이룬다. 활성화가 일어나면 혈관작용장펩티드(vasoactive intestinal polypeptide)의 분비가 일어나고 혈관확장이 된다.

삼차신경감각신경은 substance-P(SP), 칼시토닌유전자관련펩티드(calcitonin gene-related peptide: CGRP) 그리고 neurokinin A를 가지고 있으며 자극이 되면 감각성 C-섬유 말단부에서 SP와 CGRP분비가 일어나고 신경인성 염증이 일어난다. 신경단백은 혈관벽과 서로 반응하여 혈관 확장, 혈장 단백 혈관외 분출 그리고 혈소판 활성이 이루어진다. 신경인성 염증은 신경섬유를 감작시키며(말초 감작) 혈관 확장과 같은 해가 없는 고유자극에도 통증으로 반응한다. 중추 감작 또한 일어날 수 있다(그림 4.3).

감작(Sensitization)

감각에 대한 감작현상은 두 가지 형태로 나타난다: 통각과민(hyperalgesia)과 무해자극통증(allodynia). 통각과민은 가볍게 꼬집는 경우와 같이 약간

표 4.3 편두통과 감작

- *삼차신경-혈관 신경원의 말초감작*: 박동성 통증과 구부릴 때 악화되는 증상을 중개
- *TNC의 삼차신경-혈관 신경원의 중추감작*:두피 압박감과 눈주위 피부 예민도 증가를 중개(예, 피부 병적감각)
- *병적감각*: 비통증성 자극에 통증을 느낌

아픈 자극이 훨씬 더 아프게 인식되는 경우이며 비통증성 자극이 통증으로 인식되는 것을 무해자극통증이라 한다. 이러한 자극에는 머리 빗는 것, 모자 쓰는 행위, 샤워 그리고 베개에 머리가 닿는 것들이 해당된다. 그리고 두통 발작이 진행하면 편두통 환자들은 피부 무해자극통증(cutaneous allodynia)이 두개외 부위에서도 일어난다(그림 4.3).

통증수용체 감작과 TNC의 이차 감각신경원 혹은 시상으로의 투사 신경원 등이 무해자극통증이 시작하고 유지하는데 관여한다. 말초 감작은 염증 부위에 국한하여(편두통의 경우 경막부위) 통증 민감도를 증가시킨다. 따라서 편두통의 박동성 특징과 활동시 악화되는 결과를 가져온다. 이들 신경의 감작은 혈관과 뇌척수액 박동이 통증으로 느끼는 수준까지 역치가 낮아진다.

환자는 종종 삼차신경 감작으로 편두통 발작 동안에 피부 무해자극통증이 발생한다. 트립탄은 피부 병적감각을 예방할 수 있으나 거꾸로 돌려놓을 수 는 없다. 피부 무해자극통증은 트립탄의 효과를 예측하는데 이용할 수 있다. 피부 무해자극통증이 없는 경우 트립탄은 두통을 완전히 해소시키고 피부 무해자극통증으로의 진행을 차단할 수 있다. 피부 무해자극통증이 충분히 진행된 경우 전체 중 90%에서 트립탄은 두통 해소에 효과가 적으며 피부 무해자극통증도 억제하지 못한다. 그러나 트립탄의 사용은 비록 통증해소가 불완전하고 피부 병적감각이 억제되지 않더라도 활동에 의해 박동성 통증이 악화되는 말초형 감작은 제거한다. 초기 치료는 중추 감작을 예방하는 것으로 이루어질 수 있다.

편두통과 군발두통과 같은 원발두통 에서 신경영상 검사는 피이랑(cingulate) 피질, 섬이랑(insulae), 전두엽 피질, 시상, 기저핵 그리고 소뇌와 같은 통증과 관련된 뇌 영역의 활성을 보여준다. 이들 부위는 정상대조군의 이마에 capsaicin을 주사하여 통증이 유발될 때도 유사하게 활성화된

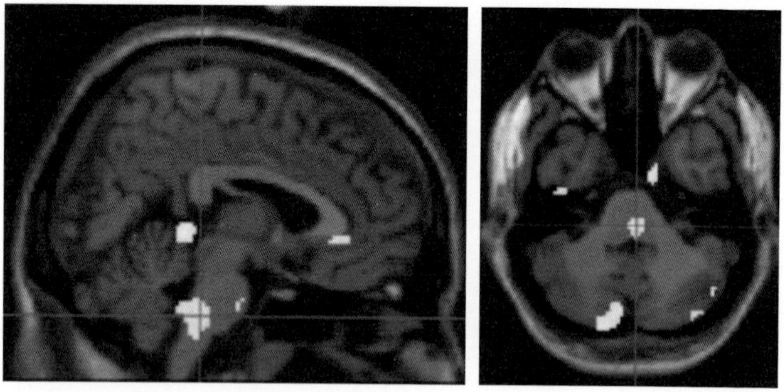

그림 4.4 글리세롤 트리나이드레이트(GTN)를 이용한 편두통에서의 뇌줄기 활성도의 부위를 나타내는 PET검사. 같은 시간대에 GTN을 주입한 대조 정상인과 비교할 때 GTN 유발성 편두통 발작동안의 활성화.(A)와(B)는 후외측 뇌교 활성화와(A)에서는 전방 뇌량 활성화를 보여준다.

다. 이외에도 급성 편두통에서 등쪽뇌교(dorsal pons)와 같은 뇌줄기의 특수 영역도 활성화된다. 우측 편두통 환자는 좌측 뇌줄기 부위에 국소뇌혈류가 증가된다. 트립탄은 두통과 동반증상을 해소하나 국소뇌혈류량을 정상화 시키지는 못한다. 이것은 내인적 항통각계 활성도 증가 이외에도 다른 요인이 있다는 것을 암시해준다.

통증 조절

신경계는 통증 전달을 조절하는 네트워크가 있다. 삼차신경 뇌줄기 복합체는 아미노산계, 엔케팔린계 그리고 펩타이드계 투사를 받으며 이는 통증계 조절에 매우 중요한 부위이다. 하행성 억제 신경망은 전두엽과 시상하부에서 중뇌수도주변 회백질(Periaqueductal gray: PAG)을 통하여 상부 전내측 연수(Rostral ventral medulla: AVM)와 척수후각까지 이어진다. RVM에는 raphe핵과 인접 뇌망상체(reticular formation)를 내포하며 연수나 척수 후각 바깥 층으로 투사된다. PAG나 RVM의 전기자극 혹은 아편유사제주입은 척수후각의 신경활성도를 억제한다. PAG는 섬이랑(insular)피질과 편도핵(amygdala)로 부터 투사된다(그림 4.4). 이들 핵은 TNC와 척수후각신경의 활성을 조절한다고 알려져 있다. RVM과 PAG에서 3 종류의 신경세포가 존

표 4.4 편두통의 중추신경 조절

- 뇌줄기 aminergic핵은 삼차신경 통증 과정을 수정할 수 있다.
- PET는 자발적 편두통 발작에서 뇌줄기 활성화를 보여준다.
- 뇌줄기 활성화는 성공적인 편두통 치료후에도 지속된다.
- 뇌줄기: generator 혹은 modulator

재한다.

"Off-cell"은 통각반사 바로 직전에 활동을 중지하며 반면에 "on-cell"은 활성화된다. 그리고 neutral cell은 활성화 동안에 일정한 변화를 보이지 않는다. 뇌줄기 통각 조절계에서 on-cell활성의 증가는 통증성과 비통증성 자극에 대한 반응을 증가시킨다. 두통은 부분적으로 on-cell의 활성증가 혹은 off-cell의 활성감소의 결과로 인한 TNC의 신경활성도 증가에 의해 발생할 수도 있다. 통증과 스트레스와 관련된 다른 조건부 자극 또한 통증계를 자극할 수 있으며 이것으로 통증과 스트레스간의 상호관계를 부분적으로 설명할 수 있다(표 4.4).

유전학

편두통은 유전요소를 가지고 있다. 가족형 반마비성 편두통(Familial hemiplegic migraine: FHM)은 상염색체 우성질환으로 편마비를 포함한 특징적인 조짐증상과 편두통을 보인다. 환자의 약 3분의 2에서 염색체 19p13에 유전자의 이상이 위치한다. 이런 결손은 CACNA1A유전자에 위치한 서로 다른 과오돌연변이(missense mutation) 변이 때문이며 이는 전압의존성 P/Q Ca^{+2} 통로의 alpha-1 단위에 해당한다. P /Q Ca^{2+}통로는 세로토닌(5-HT)과 흥분성 신경전달물질 방출을 조정한다. 기능 이상으로 인해 5-HT 방출을 손상시켜 편두통 발작에 직면케 되거나 자가불변(self-abort) 기전이 손상된다. 전압의존성 P/Q Ca^{+2} 통로는 glutamate방출을 중재하며 CSD에 관여한다. 그리고 편두통 전구증상의 시작과 관련될 것으로 추정된다. 두 번째 FHM2 유전자는 염색체 1q21-23에 위치한다. 이는 Na^+/K^+ 펌프의 alpha2 단위의 돌연변이로 Na^+/K^+펌프의 활성 감소를 일으켜 세포외 공간에서 K^+ 혹은 glutamate 제거에 손상을 준다. 세 번째 유전자인 FHM3는 염색체 2q24에 위치하며 신경세포 전압의존성 Na^+통로(Nav1.1)의 alpha-

표 4.5 유전학 기초

쌍둥이 연구: 일란성 > 이란성

가족형 반아비통 편두통

- FHM1(19p13): voltage-gated 신경세포 $Ca_v2.1$(P/Q)Ca^{2+}통로의 alpha-1단위에 암호화된 *CACNA1A* :50%
- FHM2(1q23): Na^+/K^+ 펌프 alpha-2 단위에 암호화된 *ATP1A2*
- FHM3(2q24): 신경세포 voltage-gated Na^+ 통로 $Na_v1.1$의 alpha-1단위에 암호화된 SCN1A

1 단위에 위치한 SCN1A(Gln1489Lys)유전자의 변이로 일어난다. 이로 인해 fast inactivation으로 부터 회복이 비정상적으로 빨라져 신경세포의 과도한 흥분현상이 일어난다. 반복된 흥분은 흥분성 아미노산인 glutamate의 방출을 증가시킬 수 있다. 이런 변이는 신경아미노산의 방출을 증가시켜 CSD를 촉진시키는 FHM1의 CACNA1A 변이와 매우 유사하며 또한 FHM2의 ATP1A2 변이 효과와도 유사하다(표 4.5).

환자에게 이것을 어떻게 설명할 것인가

환자에게 편두통은 일차적으로 신경생물학적 이상 상태에 의한 것임을 이해시키는 것이 중요하다. 평범한 사람들뿐 아니라 일부 의사들조차 편두통은 과잉스트레스나 뇌종양 같은 엄청난 문제를 가지고 있다고 믿고 있다. 일부 환자들은 편두통을 앓는 것이 다소간 자신의 잘못이라고 생각하고 있다. 편두통을 위한 생물학적 근거를 설명할 때 환자들이 이해할 수 있는 용어를 이용하여 몇 가지 점을 강조한다.

1. 편두통은 예민한 뇌 질환이다. 발작 사이와 발작 동안에 빛, 소리 그리고 다른 자극에 더 예민하다. 빛, 시각패턴, 냄새, 음식 혹은 다른 물질에 의한 자극과 자연적 생물학적 밸런스(예, 예기치 않은 스트레스, 수면습관이나 식사패턴 같은 변화)의 변화가 종종 편두통을 유발한다.
2. 편두통 발생 전, 발작 동안 그리고 발작 후에 뇌와 혈관에 변화가 일어난다. 뇌표면에서 뇌활성과 혈류량 감소파가 흘러간다. 두통 발작의 여러 시기에 혈관이 수축하고 확장한다. 화학물질이 방출되어 통증이 증

가된다.

3. 편두통을 가지고 잇다는 것이 제정신이 아닌 것을 의미하지 않는다. 조절되지 않는 두통을 가진 많은 환자들이 우울해 지는 것은 사실이고 우울증 환자들은 또한 편두통을 가지고 있다. 감정 변화가 두통을 유발하는 것도 사실이다. 항우울제는 편두통과 우울증의 신경화학 불균형에 있어서 공통기반을 가진다는 면에서 종종 편두통 치료에 이용하는 것도 사실이다. 편두통과 정신 질환이 서로 직접 영향을 준다는 것은 사실이 아니다.
4. 편두통 약제가 작동하는 이유는 발작 사이와 발작 동안에 일어나는 한 가지 이상의 생물학적 과정에 영향을 주기 때문이다.
5. 편두통에서 유전자 근거는 이것이 실제 질환이란 증거이기도 하다. 비록 특수한 유전자가 없다 하더라도 편두통과 관련 상황들이 한 가족에서 발생하는 경우가 많다. 편마비성 편두통과 같은 아주 드문 편두통 유형에서 특별한 유전자가 연결되어 있다. 그리고 이들 유전자는 화학적 밸런스를 조절하는 신경 통로의 기능이상에 관여한다.
6. 비록 두통이 때로는 심각한 문제를 유발한다 하더라도 대부분은 일차적인 신경문제이다. 증상이 다른 환자가 경험한 편두통과 일치할 때 진찰은 정상이고 전형적 약제는 예상한대로 작동한다. 그리고 문진상 적신호(red flag)에 해당되는 사항은 없다. 이런 경우 비로소 일차성 편두통임을 확신한다.
7. 당신이 편두통을 앓는 것은 당신의 잘못이 아니지만 당신이 매일 하는 것 중에 도움이 되는 것과 해가 되는 것이 있다. 당신 생활의 모든 것을 균형 있게 그리고 건강하게 지키는 것이 유지 조절에 있어 매우 중요하다. 물론 언제나 주치의 충고를 따르는 것 또한 극히 중요하다.

결론

편두통 조짐증상은 CSD 때문에 발생한다. 두통은 수막과 혈관주변의 통각 수용체 활성화와 중추 통증 조절변화로 발생할 것이다. 두통과 관련된 신경혈관 변화는 삼차신경계에 의해 이루어지며 감각성 C 신경섬유에서 SP나 CGRP 방출이 일어나고 신경인성 염증이 일어난다. 신경인성 염증은 신경섬유를 감작시키며(말초형 감작) 혈관 박동과 같은 해가 없는 자극에 반응하여 부분적으로 편두통을 야기한다. TNC의 중추감작 또한 일어나는데 이것이 두통이 유지되는데 중요 역할을 하게 된다. 뇌줄기 활성 또한 무조짐편두통에서 일어나는데 이는 부분적으로 내인성 항통각계의 활성화 증가로 인한 것이다. 편두통 전구증상은 두통을 유발할 수 있다: CSD는 삼차혈관 구심섬유를 활성화 시킨다. 스트레스는 또한 부교감신경 기전을 거쳐 수막 형질세포를 활성화시켜 통각수용체 활성화를 일으킨다.

REFERENCES

Afridi SK, Matharu MS, Lee L, et al. A PET study exploring the laterality of brainstem activation in migraine using glyceryl trinitrate. *Brain*. 2005:128; 932-939.

Charles A. Advances in the basic and clinical science of migraine. *Ann Neurol*. 2009;65(5):491-498.

Ferrari MD, Dichgans M. Genetics of primary headache. In: Silberstein SD, Lipton RB, Dodick DW, eds. *Wolff's headache and Other Head Pain.* 8th ed. New York, NY: Oxford University Press; 2008:133-152.

Goadsby PJ, Oshinsky ML. Pathophysiology of headache. In: Silberstein SD, Lipton RB, Dodick DW, eds. *Wolff's Headache and Other Head Pain*. 8th ed. New York., NY: Oxford University Press; 2008:105-120.

Olesen J, Burstein R, Ashina M, Tfelt-Hansen P. Origin of pain in migraine: evidence for peripheral sensitization. *Lancet Neurol*. 2009;8(7):679-690.

5 편두통: 급성 발작 치료

편두통은 급성 발작기에 처방 약물이 필요한 고도의 장애성 신경질환이다. 통증이외에 구역(구토가 동반될 수도 없을 수도 있다), 빛과 소리의 과민성이 동반된다. 다른 증상으로는 목 통증, 충혈 혹은 부비동 압력 그리고 피로감 등이 있다. 급성 치료의 목표는 통증과 괴로움을 감소시키고 동반 증상을 없애며 장애를 감소시키는 것이다. 모든 환자는 특별한 급성 치료 계획을 세우는 것이 필요하다(표 5.1).

표 5.1 급발성 편두통의 급성 치료원칙

- 통증과 장애를 감소시키기 위한 급성 치료를 이용하라
- 개인 맞춤형 치료를 이용하라
- 발병초기에 적당한 용량으로 치료하라
- 급성기 치료에 이용하는 일반의약품과 전문처방의약품을 조사하라
- 구역과 구토가 있을 때는 비경구 약물을 고려하라
- 구제(rescue)약을 고려하라

급성 편두통 치료의 기본

계층치료

급성 편두통을 치료하는데 단계별 치료와 계층치료 두가지 원칙을 이용한다. 단계별 치료 모델은 처음에는 일반진통제 및 항구토제, 다음으로 편두통 특이치료제 순으로 단계를 정하고 처음 단계의 치료가 비효과적인 경우 다음 단계로 진행하는 것이다. 계층치료는 편두통의 일상생활의 장애가 심한정도에 의해 계층화 하여 처음부터 차별적으로 적용하는 것으로 경한 경우에는 비특이 치료를 우선적으로 시도하고 심한 경우에는 특수약물을 이용하는 것이다. 계층치료는 치료 예후와 삶의 질을 개선시키며 비용이 감소된다(표 5.2).

표 5.2 단계치료와 계층치료

단계치료	계층치료
■ 단순 진통제로 시작하라 (예, 아세트아미노펜, NSAID)	■ 주통 발작이 심한정도에 근거하여 치료하라
■ 효과가 없을 경우 두 번째 약물을 이용하라(항구토제 등)	■ 경한 발작시는 단순 진통제를 이용하라
■ 첫 치료 실패시에는 편두통 특이 약물을 이용하라	■ 심한 두통 발작시는 초기에 편두통 특이 약물을 이용하라

조기치료

편두통의 발작 초기에 특이 약물로 치료하면 반응이 좋다. 통증이 심해진 후 트립탄을 복용하면 통증 완화율이 감소하며 트립탄의 조기 복용은 피부 무해자극 통증이 나타나는 중추 감작을 예방할 수도 있다. 일단 피부 무해자극통증이 나타나면 트립탄에 반응하지 않을 가능성이 많다.

이용 약물의 투여 횟수를 파악하라

급성 통증 약물의 과용은 흔한 두통의 합병증이고 두통 빈도와 치료에 반응이 없는 경우가 많아진다. 약물과용두통(Medication overuse headache: MOH)은 3개월 이상 단순진통제를 월 15회 이상 사용하는 경우나 트립탄, 에르고트제 혹은 진통복합체를 월 10회 이상 사용하는 경우를 말한다. 만일 환자가 매달 15일 이상 급성기 치료제를 복용한다면 그 약제의 효과성은 떨어진다.

MOH는 만성매일두통의 한 원인이며 다른 종류의 두통보다 편두통에 미치는 영향이 크다. 습관적으로 복용하는 약물을 중단하면 개선될 수 있으나 종종 수일-수주 혹은 수개월간 두통이 증가되어 어려움을 초래할 수 있다. 편두통 환자는 MOH에 대해 인식해야 하며 두통 경과와 급성 약물이용에 대한 기록을 해야 한다. MOH는 에르고혈증, 변비, 위장관과 신장기능장애 혹은 지연성 이상운동증 등 각종 약물에 특이한 부작용을 유발할 수 있다(표 5.3).

두통이 빈번하거나 만성매일두통인 경우에 과용약물을 중지하는 것은 매우 어렵다. 부적절한 치료와 약물과용치료 사이의 위험성과 조정을 위해 4s 법칙을 이용한다. 만일 두통이 월 4회 이하라면 모든 편두통 발작에 대

표 5.3 약물 과용시 각종 약물의 흔한 부작용

약물 종류	부작용
트립탄	만성매일두통, 혈관 수축의 위험도
에르고트	근육경련, 에르고혈증(gangrene), 구역, fibrotic 질환, 만성매일두통
NSAIDs	궤양, 신장질환, 초기 피부 멍
아편유사제	변비, 의존성, 약물남용, 만성매일두통
바비튜레이트	진정효과, 의존성, 만성매일두통
항정신약제/항구토제	진정효과, 체중증가, tardive이상운동증, 파킨슨 증후군

해 적극적으로 치료하고 월 8회이상이면 급성기 치료와 예방치료를 강화하고 조기 치료계획을 수정한다.

개인 맞춤 치료

급성기 편두통 치료를 선택할 때 두통 특징에 따라 치료를 개인별로 선택한다. 빠른 효과가 필요하거나 장애가 심한 경우는 주사제 치료를 고려 한다. 구역이나 구토가 심한 경우는 비경구약물이나 항구토제를 이용한다. 치료가 비효과적이라고 판단하기 위해서는 최소한 3번을 시도하고 이중 두 번 이상의 두통발작에 치료에 적절하게 반응하지 않는 경우에 판단한다. 이러한 경우 용량을 변화하거나, 다른 약제로 전환하는 방법, 투입방법을 변경하는 방법, 또는 두 번째 약물을 추가하는 방법 등을 고려한다.

구제 약물

편두통환자들은 특이약물에 반응하지 않는 경우 구제 약물이 필요하며 의사나 응급실의 도움이 필요하게 되는 경우가 있다. 대부분의 구제 약물은 두통을 완전하게 관해해서 정상기능으로 돌리지는 못한다.

스테로이드, 아편유사제, 신경이완제와 같은 구제 약물들은 진정을 유발하며 일부 안정을 통해 응급실을 찾게되는 상황을 피할 수 있게 해준다. 급성제 약제에 잘반등하지 않는 두통이 빈번한 경우에는 예방치료가 권유된다.

표 5.4 카페인과 Butalbital을 함유하는 혼합형 약제

특수약제	비특수 약제
트립탄	NSAIDs
에르고타민	항구토제/항정신약제
DHE(dihydroergotamine)	아편유사제
	카페인과 butalbital을 함유하는 혼합제제
	코티코스테로이드

약제

급성기 치료약제는 트립탄, 에르고트제, DHE(Dihydroergotamine) 같은 편두통 특이 약물이나 단순두통 및 일반통증에 사용되는 비특이적 약물로 나눌 수 있다(표 5.4).

특이약제

트립탄(Triptans)

트립탄은 5-HT$_{1B}$나 5-HT$_{1D}$ 수용체에 높은 친화성을 가지고 5-HT $_{1F}$수용체에 다양한 활성도를 가지는 선택적 세로토닌 수용체 작용제이다. 비록 초기 연구에서는 트립탄 효과가 혈관수축 특성으로 인한다는 가능성이 제시되었지만 삼차신경말단으로부터 삼차신경미핵(TNC)으로 통증 전달을 차단하는 기능과 염증성 신경펩티드 방출을 예방하는 기능이 더 중요하다. 트립탄은 Butalbital이나 아편유사제처럼 의존성이나 남용 위험 없이 안전성이 뛰어나고 효과적인 약제이다. 현재 7개의 트립탄이 사용되고 있다. 모든 트립탄은 각기 다른 약제 특성을 가지며 일부 약제는 코 분무제나 피하주사제등 다른 형태로 사용 가능하다(표 5.5).

트립탄 선택은 환자 두통 유형, 약제 대사가 어떻게 일어나는지 그리고 부작용들에 의해 결정된다. Sumatriptan 피하주사는 가장 효과적이고 가장 빠른 작용을 나타내지만 부작용이 많다. Sumatriptan과 다른 트립탄의 비교연구 메타분석에서는 Rizatriptan 10mg이 더 효과가 좋고 일정한 효과를 보였으며 Eletriptan 80mg도 좋은 효과를 보였으나 부작용이 더 많고 약물 상호작용이 더 심하였다. 더욱이 이런 용량은 실제로 사용하기는 어려우며 24시간에 오직 한번 사용 가능하다. Almotriptan 12.5mg은 두통완화 효과가 좋고 부작용이 적었으며 Naratriptan 2.5mg, Frovatriptan 2.5mg 그리

표 5.5 세로토닌 5-HT $1_B/1_D$ 작용제(트립탄)

약제	형태	용량(mg)	Tmax(hours)	반감기(hours)	조언
알모트립탄(Almotriptan)	경구	6.25, 12.5	2.1	3.1	좋은효과와 부작용최소
엘레트립탄(Eletriptan)	경구	20, 40	1.8	5	80 mg은 안전하나 부작용이 더 많음. 미국에서 승인 안됨.
후라보트립탄(Frovatriptan)	경구	2.5	~2.5	~26	월경관련두통 최소예방에 이용가능
나라트립탄(Naratriptan)	경구	1, 2.5	2	6	
리자트립탄(Rizatriptan)	경구	5[a], 10	2—3	2	가장 효과가 좋은 경구약
수마트립탄(Sumatriptan)					
	경구	25, 50, 100	1.5	2	
	코분무제	20	1.5	1.8	쓴맛
	피하주사제	4, 6	0.17	2	트립탄중 가장 효과적 방법
수마트립탄(Sumatriptan)/ 나프록센(naproxen)	경구	85/500			단독치료로 처방시 3분의 1에서는 두 약제를 동시에 사용가능
졸미트립탄(Zolmitriptan)	경구	2.5, 5	3	3	
졸미트립탄(Zolmitriptan)	코분무제	5	3	3	더 효과적; 수마트립탄 코분무제보다 더 좋은 맛

Abbreviations: NS, nasal sprays; ODT, orally disintegrating tablets; po, oral.

[a] Use the 5-mg dose in patients taking propranolol.

고 Sumatriptan 25mg은 2시간 반응율은 적었으나 Sumatriptan 100mg보다 부작용면에서 우월하였다. Zolmitriptan 2.5mg과 5mg, Rizatriptan 5mg 그리고 Eletriptan 40mg은 Sumatriptan 100mg에 비해 유사한 결과를 보였다. 실제임상에서 환자들은 특성이 다양하고 반응 유형도 다양하다. 가장 좋은 치료를 찾기 위해서는 시도와 실패도 때론 필요하다. 한 종류의 트립탄이 실패한 경우 다른 트립탄을 시도하는 것은 의미가 있다.

Sumatriptan은 현재 나프록센과 복합 치료가 가능하다. 이 약제는 시간이 지나면서 연속적으로 방출되는 제제로 두통 재발을 감소시키며 Sumatriptan 또는 Naproxen 단독 치료 보다 더 효과적이다.

사용법을 간단히 하기 위해 모든 트립탄을 다음과 같이 적용한다: 편두통을 위해 필요할 때 한 알을 사용하고 2시간에 한번 더 반복 사용하되 1일 2번 그리고 1주에 2번으로 사용을 제한한다. 단 Fravotriptan은 4시간마다 반복 사용가능하며 Rizatriptan은 24시간 최대 30mg까지 사용할 수 있다.

트립탄의 흔한 부작용은 저림, 어지럼, 위약감, 구역 그리고 피로감이다. 일시적인 목과 가슴의 조임 현상이 일어날 수 있으나 관상동맥 관련 질환과는 관련이 적다. 트립탄은 혈관수축 작용으로 인해 허혈성 심질환, 혈관연축, 조절되지 않는 고혈압 혹은 일과성허혈발작시에는 금기이다. 트립탄

표 5.6 트립탄(Triptan)의 선택

임상적 환경	트립탄의 선택
용량을 빠르게 증량할 경우, 심한 두통 발작시	수마트립탄 4 or 6 mg 피하주사, 졸미트립탄 5 mg 비강내분무
약을 삼킬 수 없거나, 구역질이 심할 경우	수마트립탄 4 or 6 mg 피하주사, 졸미트립탄 5 mg 비강내분무, 수마트립탄 비강내분무 20 mg, 리자트립탄 5 or 10 mg 구강붕해정, 졸미트립탄 2.5 or 5 mg 구강붕해정
심한 두통 발작시(환자가 경구 트립탄제를 선호하는 경우)	리자트립탄 10 mg, 엘레트립탄 40 mg, 수마트립탄/나프룩센 복합체 85 mg/500 mg
환자가 모노아민산화효소 억제제를 복용하는 경우	엘레트립탄 20 or 40 mg, 후라보트립탄 2.5 mg, 나라트립탄 1 or 2.5 mg
크립탄 복용으로 부작용이 심할 경우	알모트립탄 6.25 or 12.5 mg, 나라트립탄 2.5 mg, 수마트립탄 25 mg

과 선택적 세로토닌 재흡수 억제제 혹은 다른 항우울제를 동시에 복용하는 경우 세로토닌 증후군의 발생 가능성이 있다는 보고가 있다. 그러나 두통 전문가들은 선택적 세로토닌 재흡수 억제제 혹은 세로토닌-노르에피네프린 재흡수 억제제와 트립탄을 혼합복용시 세로토닌 증후군에 대한 경고를 이슈화하는 FDA가 부당하다고 주장하고 있다. 이들 증례에서는 이런 혼합 치료가 실제 이러한 세로토닌 증후군 현상에 대한 기준을 충족하지 못함에도 세로토닌 증후군으로 인용된 측면이 있다. 더욱이 세로토닌 증후군은 $5HT_{2A}$수용체에 의해 매개되나 트립탄은 이 수용체에 친화력이 없으며 이들 혼합 약제로 일어날 수 없다. 그럼에도 불구하고 일부 약사들은 항우울제 복용하는 환자에서는 트립탄 처방을 거절하고 있다. 약사를 교육하는데 최선을 다해야 한다.

에르고타민과 DHE

에르고타민과 DHE는 중등도나 심한 편두통을 위한 오래된 약제이다. 이들은 혈관수축과 알파-아드레날린성 작용을 하는 세로토닌 작용제이다. 에르고타민은 DHE보다 강한 동맥 수축현상을 가지는데 알파-아드레날린길항제 역할을 하며 구역 효과가 적다. 에르고타민은 트립탄보다 구역과 구토와 같은 부작용이 더 많아 사용에 제한점이 있다. 에르고타민은 카페인 혼합이 있거나 없는 형태의 정제와 좌약식이 사용되고 있다. DHE는 비강분무, 피하, 근육 및 정주법으로도 사용된다. 정주 사용은 비강분무, 피하, 근육주사보다 구역이 심하다. 따라서 정주 사용시 구역을 줄이기 위해 항구토제를 사용한다. DHE는 빈번하고 심한 편두통 환자에 유용하고 에르고트나 트립탄 보다는 MOH를 유발할 가능성이 적다. 트립탄과 마찬가지로 DHE나 에르고트도 관상동맥이나 뇌혈관질환 환자 그리고 조정되지 않는 고혈압, 패혈증, 임신 그리고 신장과 간 부전증의 경우 사용을 금한다. 흡입형 DHE제제(Levadex)는 정주 DHE와 유사한 혈중 농도를 나타내지만 주입 3분내 나타나는 급성 구역/홍분 증상반응은 없다(표 5.7).

비특이 약물

트립탄의 출현에도 불구하고 비특이 약물이 아직까지 일반인에게 많이 사용되고 있으며 트립탄은 아직 사용이 적은 편이다. 일부 환자들은 비특이

표 5.7 에르고타민과 DHE

약물	용량	주입법
에르고타민	1 or 2 mg	경구, 좌약식
에르고타민과 카페인	1 mg/100 mg	경구
DHE	2 mg	NS
	1 mg	근육, 정주, 피하
	1 mg	흡입형

약물이 더 유용하다고도 하다.

특이 약물에 금기사항을 가지고 있거나 혹은 효과가 일정하지 않은 경우, 특이약제에 부작용 등으로 인하여 적응하지 못하는 경우 임상가들은 급성 편두통 처방을 위해 다양한 종류의 비특이 약물을 편안하게 처방해야 한다.

NSAIDs

NSAIDs는 급성 편두통 치료에 효과적이다. 이 약제는 교세포의 프로스타글랑딘 생성을 차단하여 중추감작을 예방하고 염증을 억제하는 작용을 한다. 또한 급성 편두통 발작시 흔히 동반되는 목통증과 부비동압과 같은 증상도 치료한다. NSAIDs는 다른 약제에 비해 MOH유발 가능성은 적으나 빈번한 사용은 위궤양이나 신장 질환 등 전신 부작용을 유발한다. NSAIDs는 편두통에서 효과가 입증되었으며(표 5.8) 심한 편두통에서 트립탄과 항구토제와 함께 혼합하여 사용할 수 있다. 대부분의 NSAIDs는 반감기가 짧거나 중간 정도이며 반감기가 긴 것은 드물다. 반감기가 짧으면 부작용 시간도 짧을 수 있고 반감기가 길 수록 오래 지속되거나 반복적인 편두통에 더 유용하게 사용할 수 있을 것으로 추정되나 이러한 개념은 아직 정설은 아니다(표 5.9).

COX-1 억제에 의한 부작용을 고려하여 COX-2 억제제가 개발되었다. COX 억제제는 현재 취약한 개인에게 장기간 사용시 생길 수 있는 심장질환 위험성으로 오직 한 종류만 사용 중이다. 오래된 NSAIDs 일부 약제는 실제 어느 정도 COX-2 선택성을 가지고 있다(표 5.10).

표 5.8 NSAID 약제들

약제	투여경로	용량(mg)	투여빈도
Carboxylic acids			
Salicylates			
Aspirin	경구	325—1000	하루 세번-네번(최대 4000 mg)
Diflunisal(Dolobid)	경구	250—1000	하루 세번(최대 1500 mg)
Salsalate(Disalcid)	경구	500—1500	하루 두번
Choline magnesium trisalicylate(Trilisate)	경구	500—1500	하루 두번
Acetic acid derivatives			
Diclofenac (Voltaren, Cataflam)	경구	25—75	하루 두번-세번 (최대 150 mg)
Etodolac(Lodine)	경구	200—500	하루 네번(최대 1000 mg)
Tolmetin(Tolectin)	경구	200—600	하루 세번
Sulindac(Clinoril)	경구	150—200	하루 두번
Indomethacin(Indocin)	경구	25—75	하루 세번-네번(최대 300 mg)
	정화	50	하루 세번-네번
	근주/정주[a]	50	하루 세번-네번
Propionic acids			
Ibuprofen (Motrin, Advil)	경구	200—800	하루 세번
Ketoprofen(Orudis)	경구	50	하루 세번
Fenoprofen(Nalfon)	경구	200—600	하루 네번
Flurbiprofen(Ansaid)	경구	50—100	하루 세번
Naproxen (Aleve, Anaprox)	경구	500—1100	하루 두번-세번 (최대 1650 mg)
Ketorolac(Toradol)	경구	10	하루 세번
	근주	30—60	하루 두번
	정주	15—30	하루 세번-네번
Oxaprozin(Daypro)	경구	600	하루 세번
Fenamic acids			
Mefanemic acid (Ponstel)	경구	250—500	하루 네번(최대 1000 mg)
Meclofenamate (Meclomen)	경구	50—100	하루 네번
Enolic acids(Oxicams)			
Meloxicam(Mobic)	경구	7.5—15	매일 하루 한번
Piroxicam(Feldene)	경구	10	하루 두번
Nonacidic			
Celecoxib(Celebrex)	경구	100—400	하루 두번
Nabumetone(Relafen)	경구	500—750	하루 세번(최대 1500 mg)

표 5.9 NSAIDs의 반감기

짧은 반감기	중간	긴 반감기
Salicylates(except diflunisal)	Diflunisal	Oxaprozin
Profens(except flurbiprofen)	Flurbiprofen	Nabumetone
Fenamic acids	Naproxen	Meloxicam
Ketorolac	Sulindac	Piroxicam(longest)
Diclofenac	Etodolac	
Indomethacin	Celecoxib	
Tolmetin		

표 5.10 NSAIDs의 COX-2 선택성

5배이하 COX-2	5-50배 COX-2	50배이상 COX-2
Fenoprofen	Etodolac	Lumaricoxib(in development)
Ibuprofen	Diclofenac	Etoricoxib(in development)
Tolmetin	Celecoxib	Rofecoxib(withdrawn)
Naproxen	Meloxicam	Veldecoxib(withdrawn)
Aspirin		
Indomethacin		
Ketoprofen		
Flurbiprofen		
Ketorolac		

아편유사제

아편유사제는 치료적 이득이 있으나 남용과 의존성 그리고 MOH위험성도 가진다. 아편유사제는 두통의 빈도는 드물지만 장애가 심한 경우에 효과적이다. 특히 환자가 뇌혈관질환이나 임신 등으로 특이 약물 사용에 금기인 경우 유용하다. 부작용으로 혼돈이나 진정효과가 있으나 응급실 방문을 피하기 위한 응급 치료로 사용할 수 있다. 아세트아미노펜과 codeine 혼합제제는 편두통에 효과적이며 그 밖의 응급 치료에 이용되는 아편유사제 종류로 fentanyl, hydromorphone, hydrocodone, methadone, morphine, oxycodone, propoxyphene과 pentazocine 등이 있다. Meperidine 정주와 근주도 흔히 이용되나 간질 발작을 유발할 수 있다. butorphanol은 남용 가능성이 적은 약제이며 정주로 2-3mg 혹은 비강분무형으로 사용 가능하다.

아편유사제로 편두통을 빈번하게 치료하는 것은 문제가 많으며 특수한 경우에만 사용하는 것을 고려해야 한다. 약물 남용 과거력이나 심한 정신 질환 그리고 MOH 등의 남용 가능성 환자에서는 사용을 피해야 한다. CDH로 장기간 매일 아편유사제를 사용하는 환자에서 지속적인 개선을 보이는 경우는 전체의 20% 이하이다. 아편유사제의 사용은 엄격하게 제한하여야 하며 환자를 면밀히 추적해야 한다(표 5.11).

환자는 치료에 대한 이득 및 위험성에 대한 전반적인 설명을 듣고 치료 계획의 기대 수준에 대하여 동의를 해야 하다.

아편유사제 치료 시작 전에 약물 스크리닝 검사를 해야 하며 만일 남용된 약물이 발견시에는 이런 조건이 제거되기 전까지는 아편유사제 처방을 하면 안 된다. 현재 환자가 복용하는 약물의 농도나 대사물질 등을 정량적으로 분석하여 알려주는 서비스를 이용하면 좋다. 약물과 관련된 이상 행동 유무를 관찰해야 한다. 고위험군, 이상 행동을 보여주는 환자 등은 자세한 모니터링이 필요하며 아편유사제 치료에서 제외해야 한다. 또한 여러 군데서 처방을 받아서도 안 된다(표 5.12).

표 5.11 난치성 만성매일두통의 지속적 아편유사제 치료를 위한 기이드라인: 환자 선택과 치료 모니터링 요구조건(Proposed Guidelines for Continuous Opioid Therapy)

A. 다음1-5번 사항이 필요하다
1. 환자가 30세 이상 성인이어야 한다.
2. 중등도내지 고도 통증으로 월 20회이상 발생하여 일상생활에 영향이 심한 경우
3. 적절한 약물 사용 및 약물 관련 행동에 있어 적절한 경우
4. opioid처방전 본인 스스로 치료계획에 대해 의사와 면담을 수개월에 걸쳐 최소 4회이상 시행한 경우
5. 처방의사가 잘 숙련되고 아편유사제 처방의 경험이 풍부한 경우

B. 다음 1-5 중 최소 한가지가 만족하는 경우
1. 다음 사항을 포함하여 적극적이고, 선행하여, 포괄적인 치료에도 불구하고 반응이 없음을 확인해야 함
   a. 만약 환자에게 동반된다면 약물 과용 두통을 배제 혹은 치료해야 함
   b. 적절히 적극적으로 약물치료 함
   c. 인지-행동 통증경감요법 시행
   d. 적응증이 된 경우 개인요법 시행
   e. 뇌의 기질적 혹은 병리학적 장애를 배제하기 위해 진단적 재고찰 시행
2. 적절한 용량의 약물 복용시에도 심각한 부작용을 일으켜 치료 방안에 상당한 제한을 초래할 경우

표 5.11 난치성 만성매일두통의 지속적 아편유사제 치료를 위한 가이드라인: 환자 선택과 치료 모니터링 요구조건(Proposed Guidelines for Continuous Opioid Therapy)(Continued)

3. 고령 환자(예, 65세 초과)에서 다른 치료법들에 효과가 없거나 안정성에 문제가 있는 경우(연령이 증가함에 따라 호흡부전의 상대적 위험이 높고, 비교적 적은 용량에도 약효가 있을 수 있음에 유의할 것)
4. 심각한 내과적 동반 질환이 있는 환자 중 다른 치료가 용이하지 않거나 금기일 경우
5. 임신으로 인해 다른 용인된 치료법을 사용할 수 없으나, 통증 조절이 필요할 경우(지속적인 아편유사제 치료로 발달 지체가 야기될 수 있음에 유의하면서 환자의 산과 의사와 상의함)

C. 다음(1—6) 중 어느 경우라도 해당되면 아편유사제 치료에서 제외한다.
1. 심각한 Axis I DSM-IV 질환으로 진단되거나 중등도의 다수의 질환으로 진단 전 한다(예외적으로 내과적 용인으로 인해 정동(기분)장애가 발생한 환자는 통증 경감을 통해 우울증의 현저한 호전을 보이기도 함)
2. 과거 또는 현재 중독성 질환이 있는 경우(예외적으로 비음주자, 알콜재활환자)
3. Axis II Cluster B 인격 장애 환자들(심각한 반사회적, 경계성, 연기성 혹은 자기애적 인격장애)
4. 중등도 내지 중등도의 신체형 장애 특징이 있을 경우
5. 현성 정신병 혹은 Axis II Cluster A 인격 장애 환자들(편집증, 분열성, 분열형 인경장애)
6. 가족 중 약물 남용자가 있는 경우(예외적으로 치료 후 오랜 기간 관해되었을 경우)

D. 약물의 적절한 복용, 안전성, 효능 및 기능적 영향 평가를 위해 다음과 같은 감시체계를 구축한다.
1. 환자 및 증인에게 문서환된 투약전 동의서 취득
   a. 복용순응도에 대한 기대치
   b. 가족 및 배우자와의 상의
   c. 다른 치료 전문가와의 상의
   d. 처방의료진 혹은 환자가 약물의 사용 중단이 환자의 최선을 위해 필요하다고 인정할 경우 지속적인 아편유사제 치료의 안전한 중단에 관한 합의 및 계획
2. 투약전 및 투약중 뇨중 약물 농도 선별검사(감시)
3. 약물의 효능, 기능 및 부작용 평가를 위한 가족 혹은 배우자와의 면담을 포함한 매 혹은 격월의 정기적 외래 방문
4. 복약 순응도, 약물 효능 및 기능, 심리적 이득 혹은 부작용, 자립도 및 인지-행동 통증 치료 유지의 평가를 위해 정기적으로 정신과 협진 시행
5. 외래 방문 횟수에 따른 약물 용량 및 개수 계산
6. 각 외래 방문시 마다 효능 및 기능적 영향의 평가
7. 치료에 참여하는 전문가들과 정기적인 의견 교류
8. (가능하면, 등록 자료를 통해) 지난 1년간 환자에게 처방되고 투약된 모든 약물 목록에 대한 정기적 갱신

표 5.12 잘못된 약물 관련 행동의 위험성

- 약물남용의 가족력
- 약물남용의 개인 과거력
- 젊은 연령
- 사춘기 이전의 성 학대 과거력
- 정신질환
- 남성

Barbiturates

Butabital 함유 진통제는 아스피린 혹은 아세트아미노펜과 카페인 때론 코데인 복합제가 포함되어 있다. Butalbital과 barbiturate의 효과에 대한 임상연구는 없었으며 약물 의존성 및 MOH의 위험도는 높다. 아편유사제와 butalbital등이 함유된 약제는 매우 면밀한 추적이 필요하다. 다른 치료가 효과가 없거나 금기인 경우 외에는 사용을 제한해야 한다.

항구토제와 신경이완제(Antiemetics and neuroleptics)

신경이완제는 중추신경계 도파민 D_2수용체를 차단하는 항도파민성 약물로 통증과 편두통에 동반되는 구역과 구토증상에 효과적이다. 신경이완제는 심한 편두통에 종종 효과적이며 좌약, 근주, 정주로도 가능하다. 이들 약물은 구제 약물로 효과적인 측면이 있으나 실제 응급실에서 급성 편두통의 구제약물로 흔하게 활용되고 있지는 않다. 그 외 세로토닌 5-HT_3수용체 길항작용을 가진 항구토제도 있다.

경구 metoclopramide는 NSAIDs와 트립탄의 보조 치료제로 효과적이며 약물 흡수를 방해할 수 있는 위저류현상을 감소시킨다. Chlorpromazine, droperidol, prochlorperazine과 haloperidol은 난치성을 포함한 급성 편두통에 모두 효과적이다. 전반적으로 진정효과나 비추체외로 증상이 흔하지만 promethazine과 hydroxyzine은 비추체외로 부작용이 적은 항구토제이다. 세로토닌 수용체(5- HT_3)길항제는 구역에 도움이 될 수 있으나 편두통 통증에는 효과가 없다(표 5.13). metoclopramide를 제외한 모든 신경이완제는 QTc 간격을 연장시킬 수 있으므로 이러한 위험이 있는 경우(남자>450ms, 여자>460ms) 는 사용을 피해야 한다. 신경이완제를 사용하기 전에 심전도를 확인해야 하며 치료기간 동안에 모니터링 해야 한다.

표 5.13 편두통에서 신경이완제

약물	경로	용량(mg)	사용빈도
Metoclopramide	경구	5—10	하루 세번-네번
(Reglan)	근육	10	하루 세번-네번
	정주	10—20	하루 세번-네번
Prochlorperazine	경구	5—10	하루 세번-번
(Compazine)	좌약	25	하루 세번-네번
	정주	5—10	하루 세번-네번
Promethazine (Phenergan)	경구	10	하루 세번-네번
	좌약	25	하루 세번-네번
Chlorpromazine	경구	12.5—100	수면까지 매시간
(Thorazine)	정주	12.5—100	하루 세번-네번
Droperidol(Inapsine)	근육	2.5	하루 세번-네번(최대 10mg)
	정주	0.625—2.5	하루 세번-네번(최대 10mg)
Haloperidol(Haldol)	경구	2—10	하루 세번-네번
	정주	1—10	하루 세번-네번
Olanzapine(Zyprexa)	경구	2.5—20	증상 완화나 수면까지 시간당 이용(최대20mg)

다른 진통제

아세트아미노펜 1000mg은 편두통에 효과적이고 NSAIDs 복용이 금기인 환자의 경우 유용하다. 카페인은 다른 편두통 약물 효과를 증진시키며 진통 효과도 가지고 있다. 아세트아미노펜과 카페인은 종종 복합제로 이용된다. Isometheptene(교감신경흥분제), dichloralphenazone(chloral hydrate 유도체)과 아세트아미노펜의 복합체는 효과적이고 이용에 비교적 문제가 없는 편이다. 상품명으로 마이드린과 마이그라텐(dichloralphenazone대신 카페인으로 대체)이 있다. 금기사항으로는 녹내장, 신부전, 심한 고혈압, 심장 혹은 신장질환 그리고 MAO-억제제의 병용 등이 있다(표 5.14).

전구증상과 조짐의 치료

배고픔, 목통증, 갈증 혹은 졸리움 등 징후가 나타나는 두통 전구기에 편두통을 치료하는 것은 때로 효과적일 수 있다. Domperidone 20-40mg과 metoclopramide는 두통 예방에 도움이 될 수 있고 트립탄 또한 도움이 되기도 한다. 지속적 편두통 조짐의 신경성 기능이상을 반전시킨다고 입증된

표 5.14 편두통에 이용되는 다른 경구 진통제

약물	용량
아세트아미노펜	325-1000 mg
마이드린(Isometheptene/dichloralphenazine acetaminophen)	65 mg/100 mg/325 mg
아세트아미노펜/아스피린/카페인(엑세드린)	250 mg/250 mg/65 mg
마이그라텐(아세트아미노펜/아이소메텝텐/카페인)	325 mg/100 mg/65 mg

약제는 아직 없으나 마그네슘 1000mg 정주, 케타민 비강분무 25mg 그리고 이산화탄소 등이 효과적이라는 증례보고가 있다. 경두개 자기 자극도 일부 환자에서 효과적이라는 연구가 있다.

Bridge 치료

Bridge는 지속성 편두통 발작 혹은 만성 편두통 악화시 통상 3-7일간의 기간 동안 시행하는 치료를 말한다(표 5.15). 이런 치료는 예방치료가 효과를 보이기 전에 과용 약물(트립탄, 복합제제 혹은 아편유사제)을 중단시킬 목적으로 종종 사용된다. 스테로이드는 종종 NSAIDs 또는 항구토제와 복합 사용하는 경우 효과가 있다. Bridge 치료 목적은 환자가 기능을 유지하고 정맥주사 치료와 입원치료를 피하는데 둔다. 따라서 취침전 고용량의 항구토제를 권유한다.

말초 시술법

신경차단술과 같은 시술법은 두통 완화가 빠르며 부작용이 적은 장점이 있다. 큰후두신경 차단술은 편두통에 이용되어 왔으며 특히 무해자극통증환자에서 더 좋다. 저자들은 1-2% 리도케인, 0.25-5% 부피바케인 혹은 두 가지 국소 마취제의 혼합을 이용한다. 스테로이드는 때로 혼합하기도 하는데 군발두통을 제외하고는 부가적인 효과가 있는지는 아직 입증된 적이 없다(그림 5.1, 표 5.16).

편두통에서 근육경련이 흔할 수 있어 근육내 국소적 유발점 주사치료로 많은 환자들에게 통증 해소를 가져올 수 있다. 신경차단술과 다르게 유발점 주사는 근경련을 감소시키는데 초점이 맞추어져 있고 마취를 유발하지

표 5.15 Bridge 치료

약제	용량	예시
■ 스테로이드		
Methylprednisolone	1 dose pack	지시사항대로 사용(6일간)
Prednisone	60-80mg 시작 3-6일에 걸쳐 감량	1-2일 20mg 3po 3-4일 2po, 5-6일 1po
Dexamethasone	3-6일에 걸쳐 감량	첫날 4mg×3, 2일째 4mg×2 3일재 4mg×1
■ NSAIDs		
Naproxen sodium	550mg 1일 3회	550mg×5일
Nabumetone + metoclopramide	550 mg + 10 mg 3-7일간 사용	550 mg + 10 mg 7일간 사용
Naproxen + prochlorperazine	550 mg + 10 mg 3-7일간 사용	550 mg + 10 mg 7일간 사용
■ 기타		
티자니딘	2-4mg 1일 3회	2mg 1일 2회와 4mg 취침전 10일간 사용
올란자핀	2.5-10mg 1일 2회	2.5-10mg 취침전, 5일동안
메틸어고노빈	0.2 mg	1일 3회 복용, 2주간

는 않는다. 유발점 주사부위로는 척추양측, 두판상근, 승모근과 저작근 등이다.

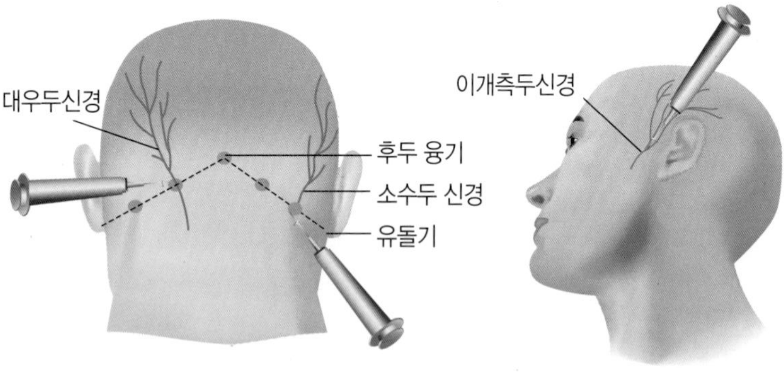

그림 5.1 편두통에서 신경차단술 방법

표 5.16 편두통에서 신경차단술

신경차단 부위	위치
대후두신경	후두돌출부와 유상돌기사이에서 1/3지점의 후두동맥내측
소후두신경	후두돌출부와 유상돌기사이의 2/3지점의 후두동맥 외측
귀측두	귀 앞쪽과 zygoma의 후방부위의 상부
상활차[a]	눈썹 내측경계부의 상부
상완와[a]	상활차신경에 2cm 외측, 눈썹의 상부

[a] 삼안화절흔을 촉진한 후 직상방의 눈썹 부위에 주사함.

향후전망

비록 이용할 수 있는 많은 치료법이 있어도 일부 편두통 환자는 여전히 심한 장애를 경험한다. 편두통 병태생리에 대한 이해가 커질수록 새로운 치료가 개발될 것이다. CGRP는 편두통에서 중요하며 CGRP길항제는 효과적이고 순응도가 높아 곧 사용가능 할 것이다. 다른 잠재적인 개발 대상으로는 아데노신 수용체 작용제, 글루타메이트 수용체 길항제 그리고 NOS(nitric oxide 합성제)억제제 등이 있다. 이산화탄소 비강분무는 조기 임상관찰에서 징래성이 밝으며 급성 조짐편두통에서 반복적 경두개 자기 자극과 같은 비약물요법이 중요한 역할을 하게 될 것이다.

REFERENCES

Chou R, Fanciullo GJ, Fine PG, et al. Clinical guidelines for the use of chronic opioid therapy in chronic noncancer pain. *J Pain.* 2009;10(2):113-130.e22.

Evans RW, Young WB. Droperidol and other neuroleptics/antiemetics for the management of migraine. *Headache*. 2003;43(7):811-813.

Ferrari MD, Roon KI, Lipton RB, Goadsby PJ. Oral triptans(serotonin 5-HT(1B/1D) agonists) in acute migraine treatment: a meta-analysis of 53 trials. *Lancet.* 2001;358(9294):1668-1675.

Gillman PK. Triptans, serotonin agonists, and serotonin syndrome(serotonin toxicity): a review. *Headache*. 2010;50(2):264.

Saper JR, Lake AE III. Continuous opioid therapy(COT) is rarely advisable for refractory chronic daily headache: limited efficacy, risks, and proposed guidelines. *Headache.* 2008;48(6):838-849.

6 편두통: 두통 발작 예방

서론

예방치료는 편두통 관리에서 가장 중요한 분야이다. 예방치료가 반드시 약물을 의미하는 것은 아니고 행동치료와 생활습관 변화도 편두통 관리에서 부가적인 방법으로 추천된다(제11장). 이 장에서는 재발성 편두통 발작에 효과적인 약물과 그 약물들을 어떻게 이용하는지에 대해 초점을 맞출 것이다. 우선 예방 방법을 왜 그리고 언제 시작하는지 대해 검토해 보기로 하자.

편두통 예방: 왜?

편두통은 인생의 즐거움을 감소시키는 질환이다. 편두통은 발작 동안 그리고 또 발작 간 사이에도 영향을 미친다. 발작 간 자극에 대한 과민반응 현상은 잘 알려져 있고 일부에서는 이로 인하여 괴로움을 경험한다. 편두통은 때로 매일 발생하며, 특정 음식을 삼가야 하는 등 일상 생활에 제약을 받으며, 그들의 사회 활동 경력에도 문제가 된다. 많은 이들은 편두통 발작에 대한 두려움으로 사회적 활동을 스스로 제한 하게 된다.

편두통은 비용이 많이 드는 질환이다. 트립탄은 고가이며 항상 효과적인 것은 아니어서 새로운 약물이 필요하기도 하고 혹은 응급실을 방문하게 되어 많은 양의 검사와 치료를 받기도 한다. 편두통으로 생산성이 감소되고 직장에 결근하는 경우가 생긴다. 일부는 전혀 일을 하지 못해 장애 수당에 의존하기도 하며 다른 사람에게 의존하기도 한다. 미국에서 편두통에 대한 연간 직간접 비용은 200억 달러 이상이 소요된다.

마지막으로 편두통은 환자뿐 아니라 가족에게도 영향을 준다. 편두통을 가진 부모는 자녀들의 관리가 안되며 배우자나 타인의 도움이 필요하게 된다. 따라서 계획된 활동을 못할 뿐더러 일을 못하는 시간에 도우미가 필요할 수도 있다. 친구들은 편두통을 가진 자신의 친구가 사회적 책임을 다 할 수 있을지에 대해 의구심을 가지며 건강에 대해 걱정을 하게 된다. 사랑하는 사람은 환자의 고통을 보는 것을 원치 않는다. 특히 어린이의 경우 자신의 부모가 많이 아파하는 것에 대한 두려움이 많아 더 어려울 수 있다. 편두통의 예방적 치료에서는 앞서 말한 모든 분야에 관심을 가져 한다(표 6.1).

표 6.1 예방치료의 목표

- 발생빈도, 강도 그리고 지속시간 감소
- 급성약물에 대한 반응 개선
- 기능 개선과 장애 감소
- 비용 감소
- 질환 진행 예방

편두통 예방: 언제 ?

예방은 편두통이 환자의 삶을 괴롭게 하거나, 기능 이상을 초래하는 경우 그리고 의료비용이 증가되는 경우에 필요하다(표 6.2).

편두통의 발생빈도가 주 1회 이상일 때 예방치료를 고려하는 가이드라인은 대규모 편두통 연구를 통해 뒷받침되었다(그림 6.2).

편두통 예방: 어떻게?

예방치료를 시작할 때 선택할 약제의 종류는 매우 많다. 이상적인 약제는

표 6.2 언제 예방치료를 고려할 것인가?

- 급성 치료에도 불구하고 편두통이 환자 일상생활을 현저하게 방해할 때
- 만성매일두통 혹은 약물과용두통의 위험성이 높은 주 1회 이상의 빈번한 발작
- 급성 치료에 비효과적이고 금기사항이 있는 경우, 과잉사용 혹은 부작용이 있는 경우
- 환자의 선호도
- 심각한 파괴적인 결과를 가져오는 드문 편두통 증상
  - 반마비성 편두통
  - 기저형 편두통
  - 장기간 조짐 증상을 보이는 편두통
  - 편두통성 뇌경색
- 두통치료는 비용이 지나치게 많이 든다(고가의 급성 치료, 응급실의 빈번한 방문, 반마비성 편두통과 같이 이차두통과 유사한 경우 빈번한 진단적 검사시행 등)

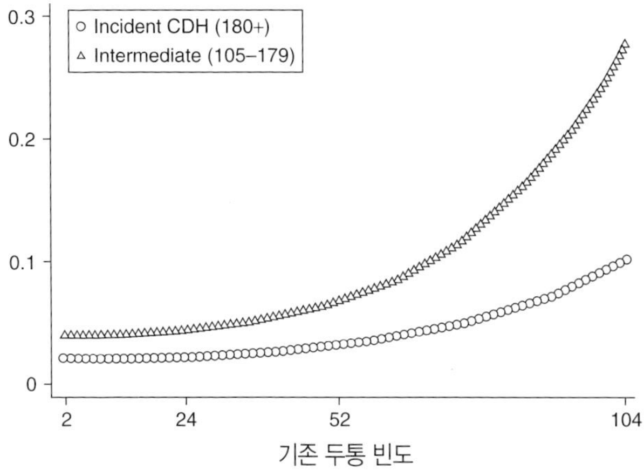

그림 6.1 편두통의 빈도는 1년후 만성매일두통의 진행을 예측한다. 윗 선은 중간성 빈번한 두통(105-179회 두통/년)과 아랫선은 예측된 만성매일두통의 발병율을 보여준다(180이상/년). 두 진행 곡선의 갈라지는 부분은 52회/년 약간 넘어 나타난다(혹은 평균 1주 1회).
Source: Scher AI, et al. *Pain.* 2003;106(1-2):81-89.

전반적으로 효과가 좋아야 하며 부작용이 적어야 하고 동반 질환의 치료에 방해가 되지 않아야 한다. 예방치료를 결정하면 현실적인 기대에 초점을 맞춘다. 흔하고 드문 부작용을 알려주고 어떻게 대처하는지에 대해 알려주어야 한다. 예방치료가 효과를 보이기까지 걸리는 시간(수개월이 아닌 수주)을 설명해 주고 완전하게 두통이 사라지는 것은 아니지만 빈도, 강도 그리고 지속시간이 감소될 것이라는 점과 급성 치료에 대한 반응이 개선되리라는 점을 이해시켜야 한다. 급성 약물의 과잉 사용은 예방약물 효과를 방해할 수 있으므로 사용빈도를 감소시켜야만 한다(예, 행동요법). 예방약물 용량 목표치의 10-30%으로 시작하고 5-14일에 걸쳐서 점진적으로 증량시킨다. 만일 첫 번째 예방시도가 실패한 경우는 또 다른 종류의 치료제를 이용하고 약물과용에 대한 고려를 다시 한다. 만일 다발성 단독요법이 실패한 경우는 두 가지 이상의 복합 예방용법을 이용할 것을 고려한다. 적절한 효과에 미치지 못하는 결과를 보인 경우에는 빈도, 강도, 약물반응 그리고 인식되지 않은 약물과용을 파악할 수 있는 두통 일기를 이용하면 도움이 된다. 임신 가능성이 있는 여성은 피임을 고려하는 것이 좋다. 마지막으로 성공적이고 적절한 예방치료의 지속적 평가가 필수이다. 환자에게 자신의 두통에 대한 빈도, 약물반응 그리고 시간에 따른 변화에 대해 관찰하도록 한다. 때로 이들 변화는 명백하지 않아 기록을 남길 수 있도록 두통일기가 필요하다. 환자들은 대부분 자신의 기존의 두통 빈도와 유형에 대해 정확히 알고 있지 못한다. 적절한 조절이 이루어지고 6개월 동안 유지된 경우 예방약물의 점진적 감량을 고려한다. 적지 않은 환자들에서 감량에 성공하여 악화되지 않고 생활패턴 변화와 약물 처방 없이 유지될 수 있다(표 6.3). 최근 위약대조이중맹검 연구에서 토피라메이트의 6개월간 예방치료는 약물 중단 후에도 최소 6개월 이상 유지됨을 보여주었다.

예방약물이 어떻게 작용하는가? 많은 이들은 예방약물이 신경세포의 과흥분현상을 감소시킨다고 믿고 있다. 편두통에 대한 동물실험에서 예방약물은 피질 확산 억제의 역치를 증가시킨다는 근거를 뒷받침해 준다. 혈관내피세포의 안정화는 안지스텐신 수용체 차단제(ARB)나 안지오텐신 전환효소 억제제(ACE imhibitov)가 예방 효과를 보이는 또 다른 기전일 수 있다. 더 많은 예방약물이 개발되어 편두통 치료에 발전을 가져올 것이며 편두통의 병태생리에 대한 많은 발전이 이루어 질 것이다.

표 6.3 예방약물의 원칙

1. 효과, 부작용, 동반 상황 그리고 진단을 근거로 선택하라
2. 현실적인 기대치에 대해 대화하라
3. 낮은 용량으로 시작하고 효과와 부작용이 나타날 때까지 혹은 최대 한도까지 점차 증가하라.
4. 이득은 서서히 나타난다(수개월);종종 약물과용이 제거될 때까지 완전한 효과가 안나타난다
5. 첫 번째 선택이 실패하면 또 다른 종류의 치료제에서 두 번째를 선택하라
6. 단독요법이 선호되지만 종종 복합치료가 필요하다
7. 임신을 피하라
8. 치료 평가
   - 두통 달력 이용
   - 두통조절이 잘되면 가장 낮은 용량으로 서서히 감량하라

편두통 예방: 무엇을?

예방약물은 일반적으로 항간질약, 항우울제, 항고혈압제 그리고 기타 항목으로 나눈다. 다음 표는 각 항목의 실제 예와 상대적 효과, 시작과 목표 용량 그리고 동반질환에 대한 고려사항이다. 특히 동반질환을 가진 환자에서 불필요한 약물의 복합 처방을 피하기 위해 주의해야 한다는 것을 명심해야 한다(표 6.4-6.7).

표 6.4 일부 유용한 예방약물

- 항간질약
  - Divalproex[a]
  - Gabapentin
  - Topiramatea
- 항우울제
  - TCAs(nortriptyline, amitriptyline, protriptyline)
  - SSRIs/SNRIs(fluoxetine, venlafaxine, duloxetine)
- 베타차단제
  - Propranolola
  - Timolola
  - Atenolol
  - Metoprolol
- 칼슘통로 차단제
  - Verapamil
  - Diltiazem
- 안지오텐신계
  - ACE억제제(lisinopril)
  - 수용체 차단제(candesartan, olmesartan, irbesartan)
- 기타
  - 5-HT 차단제(메티써자이드[b], methergine)
  - 자연요법(리보플라빈, 코엔자임 Q10, 마그네슘, petasites)
  - Onabotulinum 신경독소[c]
  - 미노싸이클린
  - 메만틴
  - 비정형 신경이완제

[a] 급성편두통 예방을 위한 FDA 인증.
[b] 미국에서 판매되지 않음.
[c] 만성편두통 예방을 위한 FDA 인증.

표 6.5 미국 컨서시움 추천

제1군	제2군	제3군	제4군	제5군
항간질약	*항간질약*	*항간질약*	*항간질약*	*항간질약*
토피라메이트(Topiramate)	가바펜틴(Gabapentin)	카바마제핀(Carbamazepine)	티가빈(Tiagabine)	라모트리진(Lamotrigine)
Divalproex sodium				옥스카바제핀(Oxcarbazepine)
	항우울제	*칼슘통로차단제*	*항우울제*	클로나제팜(Clonazepam)
항우울제	훌록세틴(Fluoxetine)	베라파밀(Verapamil)	노아트립틸린(Nortriptyline)	
아미트립틸린(Amitriptyline)	벨라팍신(Venlafaxine)	딜티아젬(Diltiazem)	프로트립틸린(Protriptyline)	*기타*
		니모디핀(Nimodipine)	이미프라민(Imipramine)	아세트아졸라마이드(Acetazol-amide)
베타차단제	*베타차단제*	니페디핀(Nifedipine)	독세핀(Doxepin)	라네피탄트(Lanepitant)
티몰롤(Timolol)	아테놀롤(Atenolol)	니카르디핀(Nicardipine)	훌루보사민(Fluvoxamine)	몬테루카스트(Montelukast)
프로프라놀롤(Propranolol)	나돌롤(Nadolol)		파록세틴(Paroxetine)	Omega-3
메토프롤롤(Metoprolol)		*알파작용제*	서트랄린(Sertraline)	비타민 E(Vitamin E)
	안지오텐신계	클로니딘(Clonidinea)[a]	페넬진(Phenelzine)	
세로토닌 길항제	리시노프릴(Lisinopril)	구안화신(Guanfacine)		
메치썰자이드(Methysergide)	칸데살탄(Candesartan)		*베타차단제*	
			핀돌롤(Pindolol)	
세로토닌 작용제	*기타*		아세부톨롤(Acebutolol)	
후로바트립탄(Frovatriptana)[a]	코엔자임 Q 10(Coenzyme Q 10)		비소프롤롤(Bisoprolol)	
	리보플라빈(Riboflavin)			
Other	Feverfew		*세로토닌 길항제*	
페타사이드(Petasides)(butterbur)			메틸어고노빈(Methylergonovine)	

세로토닌 작용제	*항응고제*
나라트립탄(Naratriptan)[a]	코마딘(Coumadin)
졸미트립탄(Zolmitriptan)[a]	아세노코마롤(Acenocoumarol)
	피코타마이드(Picotamide)
NSAIDs	
아스피린(Aspirin)	
훼노프로펜(Fenoprofen)	
훌루비프로펜(Flurbiprofen)	
이부프로펜(Ibuprofen)	
케토푸로펜(Ketoprofen)	
메페나믹산(Mefanemic acid)[a]	
나프록센(Naproxen)(sodium)	

미국신경과학회 질표준화 위원회에 따른 효과에 대한 근거수위에 기반한 편두통 예방약제의 분류

[a] 월경관련 편두통의 단기 예방 치료

- 제1군: 최소 두 개의 Class-I 임상연구에서 효과가 가입증됨.
- 제2군: 최소 두 개의 Class-II 임상연구 또는 1개 이상의 Class I 임상연구에서 표과 가능성이 제시됨.
- 제3군: 최소 두 개 이상의 Class-III 임상연구 또는 1개 이상의 Class-II 임상연구 또는 상충이 있는 연구들을 통해 효과가능성이 제시됨.
- 제4군: 상충된 자료, 부적절한 자료를 통해 사용이 권고되지 않음(Class-IV 임상연구, 연구 없음).
- 제5군: 하나의 Class-I 임상연구 또는 최소 2개 이상의 Class-II 연구를 통해 효과가 없을 가능성이 제시됨.

표 6.6 각종 예방약물

약물	시작용량	목표용량	부작용	비고
항간질약				
Topiramate	25 mg	100–200 mg/day	진정, 조화불능, 인지 기능 저하, 저림, 체중 감소, 탈모, 인산 칼슘 신장 결석	신장 결석 발생시 반드시 확인할 것
Divalproex sodium	250 mg	1500–2000 mg/day	구역, 체중 증가, 다낭성 난소	적혈구 검사, 간기능 검사 및 혈중 약물 농도 추적, 많은 약물 상호 작용
Gabapentin	300 mg	3600–4800 mg/day	체중 증가	약리학적으로 부작용 적음
Zonisamide	25 mg	150–300 mg/day	topiramat와 유사하나 효과는 적음	
Levetiracetam	250 mg	2000–3000 mg/day	과격한 행동(드묾)	대개 큰 효과는 없고, 부정적인 임상 시험 결과도 보고되었으나 일부 환자에게는 도움을 줌
Lamotrigine	25 mg	100–200 mg/day	용량을 급격히 증량할 경우 Stevens-Johnson 증후군 발생	뚜렷한 전조증세 조절 외에 효과는 적음
항우울제				
Tricyclics			진정, 구갈, 변비, 체중 증가	혈중 농도와 심전도 추적검사
Amitriptyline	10 mg	30–50 mg		nortriptyline으로 대사됨
Nortriptyline	10 mg	30–50 mg		
Protriptyline	5 mg tid	10–20 mg tid		진정효과가 적으며(활력을 복돋아 주기도 함) 체중 감소 효과도 적으나 건조증 유발 가능

Imipramine	10 mg	30—50 mg		
Doxepin	10 mg	30—50 mg		
Tetracyclic				
Mirtazapine	7.5 mg	15—30 mg	진정, 체중 증가	
SNRIs			구역, 빈맥, 체중 증가	서서히 감량함. 갑작스런 복용 중단시 매우 불쾌하게 됨
Venlafaxine	25—37.5 mg	150—300 mg/day		
Duloxetine	20—30 mg	60—120 mg/day		불안 혹은 섬유근육통 환자에 가장 효과적임
SSRIs				
Fluoxetine	10 mg	40 mg/day		
Sertraline	25—50 mg	100—200 mg/day		주로 불안증 환자에서만 효과가 있음
MAOIs			저혈압, 체중 증가	위험한 약물 상호작용 많음. 저 티라민(TYRAMINE)식이가 필요함. 복용 순응도가 낮은 환자에게는 부적합.
Phenelzine	15 mg bid tid	90 mg/day		약물 부작용이 없다면 빠르게 증량가능
Tranylcypromine	10 mg bid tid	60 mg/day		매 1~3주 마다 증량
Selegeline transdermal	6 mg/day	12 mg/day		2주 마다 증량하고, 1일 복용량 6 mg까지는 식이 제한 불필요
Isocarboxazid	10 mg bid	60 mg/day		

Continued

표 6.6 각종 예방약물(*Continued*)

약물	시작용량	목표용량	부작용	비고
항고혈압제				
베타차단제			우울증, 기관지 연축	
Propranolol	10—60 mg	120 mg		
Timolol	2.5—10 mg/day	20 mg/day		
Metoprolol	25 mg	50—100 mg/day		
Atenolol	25 mg	50—100 mg/day		
Nadolol				
칼슘통로차단제				
Verapamil	40—120 mg/day	240—720 mg/day	변비, 말초, PR 연장	복용 초기, 용량 증량시 이후 1년에 2회씩 심전도 검사
Diltiazem	30—120 mg/day	360—540 mg/day	변비, 말초, PR 연장	복용 초기, 용량 증량시 이후 1년에 2회씩 심전도 검사
Flunarizine	5 mg	10 mg	채중 증가	미국에서는 사용불가
Nifedipine	10—30 mg/day	60—180 mg/day	변지, 말초, 부종, 부정맥	
Nimodipine	30—120 mg/day	120—240 mg day	부종, 부정맥	고가 약, 간기능 검사 추적 필요
안지오천씬제			기침	
Lisinopril	2.5—5 mg	10—20 mg		
Candesartan	4—8 mg	16 mg		
Irbesartan	75 mg	150—300 mg		
Olmesartan	5 mg	20—40 mg		
기타				

Methysergide	2 mg bid	2 mg tid/qid	구역	미국에서는 사용불가 4주 간의 휴약기를 거치거나 매 6개월마다 흉부/복부/골반 CT 시행함. 심혈관계 위험인자가 있는 환자에서는 금기
Methergine	0.2 mg bid/tid	0.4 mg tid	구역	4주 간의 휴약기를 거치거나 매 6개월마다 흉부/복부/골반 CT 시행함. 심혈관계 위험인자가 있는 환자에서는 금기
Onabotulinum neurotoxin	100 units	300 units		
Cyproheptadine	2—4 mg	4—12 mg	진정, 체중 증가, 항히스타민 효과	
Memantine	5 mg	20—40 mg/day	불면증, 긴장형 두통	
Minocycline	50—100 mg	100—200 mg/day	구역	
자연추출합성물				
Petasides	150 mg/day	150 mg/day	트림	효능이 있으면 1일 100mg까지 감량 가능. 고가이며 구하기 어려울 수 있음. 엄격하게 통제되어 제조된 Petadolex를 추천함.
Riboflavin	200—400 mg/day	200—400 mg/day	미황색 소변	
Magnesium	200 mg/day	1200 mg/day	설사	고용량이 늘 효과적이지는 않음
Coenzyme Q 10	150—300 mg/day	300 mg/day and up		활력을 북돋아주며, 항산화 효능이 있음. 안전하게 고용량 복용가능. 고가임

Abbreviations: CBC, complete blood count; MAOIs, monoamine oxidase inhibitors; SNRIs, serotonin-norepinephrine reuptake inhibitors; SSRIs, selective serotonin reuptake inhibitors.

표 6.7 고려해야 할 동반질환

약물	효과	부작용	상대적 적응증	상대적금기항
항간질약				
Topiramate	4+	2+	간질, 비만, MOH?	다른 통증
Divalproex	4+	2+	간질, 양극성 장애	비만, 간부전, 출혈질환, 임신
Gabapentin	2+	2+	간질, 신경병성통증	비만
항우울제				
TCAs	4+	2+	우울, 불안, 수면장애, 다른 통증	양극성 장애, 심차단, 요저류, 비만
SSRIs	2+	1+	우울, 불안, OCD	양극성 장애
SNRIs	2+	2+	우울, 불안, 근섬유통	양극성 장애, 고혈압
항고혈압제				
베타차단제	4+	2+	고혈압, 협심증	천식, 우울, 심부전, 당뇨, 레이노드병
칼슘통로차단제	2+	1+	레이노드병, 비정형조짐편두통	심차단, 만성변비
ACE-I 안시오텐신접황효소억제제	2+	1+	고혈압	만성기침
ARB 안지오텐신수용체길항제	2+	1+	고혈압	만성기침
기타				
Riboflavin	2+	1+	건강식품선호	없음
Coenzyme Q 10	2+	1+	피로감	없음
Magnesium	1+	1+	변비	설사, 신부전
Petasides	2+	1+	건강식품선호	없음
Onabotulinum neurotoxin	2+	1+	만성편두통	국소감염, 신경근질환

REFERENCES

Ayata C, Jin H, Kudo C, Dalkara T, Moskowitz MA. Suppression of cortical spreading depression in migraine prophylaxis. *Annals of Neurology*. 2006;59(4),652-661.

Diener HC, Agosti R, Allais G, et al. Cessation versus continuation of 6-month migraine preventive therapy with topiramate(PROMPT): a randomized, double-blind, placebo-controlled trial. *Lancet Neurology*. 2007;6(12),1054-1062.

Dodick DW, Silberstein SD. Migraine prevention. *Practical Neurology*. 2007;7(6),383-393.

Munakata J, Hazard E, Serrano D, et al. Economic burden of transformed migraine: results from the American migraine prevalence and prevention(AMPP) study. *Headache*. 2009;49(4),498-508.

Scher AI, Stewart WF, Ricci JA, Lipton RB. Factors associated with the onset and remission of chronic daily headache in a population-based study. *Pain*. 2003;106(1-2),81-89.

7 호르몬과 두통

편두통과 여성 호르몬(에스트로겐과 프로게스테론)은 서로 상관되어 있다. 편두통은 영 · 유아에서는 같은 비율이나 성인에서는 남성(6%)에 비해 여성(18%)에서 더 흔하다. 편두통은 20대에서 흔하고 발병률은 청년기에 가장 높다. 많은 여성 편두통 환자들은 월경 시에 주로 편두통이 발생하는 월경관련편두통(MRM, menstrually related migraine)을 경험하고 일부에서는 전적으로 월경 기에만 국한하는 순수월경편두통(PMM, pure menstrual migraine)을 경험한다. 편두통은 임신 제 1 주산기에 악화될 수 있고 후반 2-3 주산기에 두통이 관해 되기도 한다. 25%에서는 임신 시에 두통의 변화가 없다. 월경관련두통은 전형적으로 임신 시에 호전된다. 이는 아마도 에스트로겐 혈중농도가 높게 유지되고 있기 때문이다. 에스트로겐 호르몬 대체법은 편두통을 악화시킬 수 있으며 경구 피임제제는 두통의 빈도나 강도를 변화시킬 수 있다. 나이가 들수록(50세이상) 편두통 유병율은 감소하며 폐경기에는 악화 혹은 완화되기도 한다. 경구피임제제와 초경, 월경, 임신 그리고 폐경기의 두통 양상 변화는 에스트로겐 농도 변화와 관련이 있다(표 7.1).

표 7.1 여성호르몬에 대한 이정표들

- 초경
- 월경
- 호르몬 피임제제
- 임신
- 폐경
- 호르몬 대체법

월경 두통

편두통은 월경 직전 혹은 월경 중에 발생할 수 있다. 편두통이 월경 전에 발생하면 월경전증후군(PMS)의 양상 또한 같이 나타날 수 있다. 월경두통은 조짐과 관련이 없는 것이 일반적이다(표 7.2).

표 7.2 월경두통의 종류

월경관련두통
  월경 -2에서 +3일까지와 다른 시간동안 발생하는 두통
순수월경두통
  오로지 월경 -2일에서 +3일까지 에서만 발생하는 두통
월경전 편두통
  월경전 -7에서 -2일까지 발생하는 두통

표 7.3 월경두통: 진단기준

무조짐 순수월경두통
  진단기준
  A. 월경하는 여성에서 무조짐편두통 조건을 만족하는 경우
  B. 최소 월경 3주기중 2번이상 월경 -2에서 +3일까지에만 발생하는 두통이며 월경 주기 다른 시간에는 발생이 없는 경우
무조짐 월경관련두통
  진단기준
  A. 월경 여성에서 다음과 같은 무조짐편두통 진단기준에 만족하는 경우 1.1 무로진 편두통
  B. 최소 3회의 월경주기중 2번이상 월경 -2에서 +3일까지에 발생하는 두통이며 주기중 다른 시간대에도 발생이 있는 경우

국제두통질환분류 제2판의 국제두통질환분류 제2판의 월경두통 정의는 최소 2-3번의 월경 주기에서 월경 2일전부터 월경 시작 후 3일까지 5일간에 발생하는 두통을 말한다(표 7.3).

치료

치료에는 급성과 예방치료 두 가지 약물요법이 있다. 월경 중 편두통 발생이 빈번한 여성은 단순하게 월경 시기에 국한하여 단기 예방치료를 시도할 수 있다.

급성 치료

월경관련두통의 급성 치료에 주로 이용되는 약물은 NSAIDs; 아스피린과 아세트아미노펜의 복합제제와 카페인; DHE(dihydroergotamine); 트립탄 등이 있다. 모든 트립탄 종류는 피하, 경구와 분무제가 모두 유용하며 비월경성 편두통만큼 월경두통에도 효과적이다.

표 7.4 월경두통의 예방치료

1. 월경전 표준 예방약물 이용
2. 월경전 비표준화 예방약물 이용
   - NSAIDs
   - 에르고타민
   - 트립탄
   - 마그네슘
3. 호르몬 치료
   - 에스트로겐(안드로겐과 프로제스틴의 혼합 혹은 비혼합)
   - 경구 피임제의 복합제제
   - 인공 안드로겐(Danazol)
   - 항에스트로겐(Tamoxifen)
   - 내과적 난소절제술(GnRH 유사체)
4. 도파민 작용제(Bromocriptine)

표 7.5 월경관련 편두통의 짧은기간 예방법

약물	복용횟수	용량(mg, 경구)
NSAIDs		
Naproxen	1일 3회	275—500
Ketoprofen	1일 2회	75—150
Ibuprofen	1일 2회	200—400
트립탄제		
Sumatriptan	1일 3회	25
Naratriptan	1일 2회	1
Zolmitriptan	1일 2회	5
Frovatriptan	1일 2회	2.5(loading dose 5)

만일 월경관련두통이 심하여 NSAIDs, DHE, 트립탄, 진통제, 아편유사제, 코스테로이드 혹은 항정신약물(chlorpromazine, haloperidol, thiothixene, droperidol)로 조절이 안 된다면 DHE 정주로 사용할 수 있다. 월경관련두통이 빈번하고 심한 경우 예방치료를 해야 한다.

이미 예방약물을 이용하고 있는데도 월경관련두통이 지속될 경우는 월경 전 투여용량을 증량할 수 있다(표 7.4).

월경전에도 짧은 기간 예방치료를 할 수 있다(표 7.5). 두통 발생이 예상되는 1-2일전부터 NSAIDs를 사용하면 예방에 도움이 되고 취약한 기간 동안에도 연결하여 이용할 수 있다.

DHE는 에르고트 의존성 위험성 없이 월경 시기에 예방적으로 이용할 수 있다. 경구 sumatriptan(25mg 1일 3회), naratriptan(1mg 1일 2회), zolmitriptan을 두통이 예상되는 2-3일부터 5일을 연속 사용하면 효과적이다. Frovatriptan(처음에 5mg을 이용하고 다음부터 1일 2회 2.5mg 사용)도 월경관련두통에 있어 대조약물에 비해 예방에 더 효과적이다.

만일 심한 월경관련두통이 표준 급성과 예방치료에 효과가 없다면 호르몬 치료가 권장된다(표 7.6). 월경관련두통의 성공적인 에스트로겐 호르몬 치료(단독 혹은 프로게스테론과 테스토스테론 복합제),복합 경구피임제제, 인공 안드로겐 합성제, 에스트로겐 조절제와 길항제 그리고 GnRH(gonadotropin-releasing hormone) 유사체에 의한 내과적 난소제거술, 프로락틴 방출 억제제 등이 보고된 바 있다. 프로게스테론은 일부에서 유용하다는 연구가 있음에도 불구하고 월경전증후군이나 두통에 효과가 없다. 에스트로겐 감량으로 인한 편두통 발생을 예방하기 위해서는 최소 60-80pg/mL의 혈중 에스트로겐 농도가 필요하다(TTS patch >50). 에스트라다디올 피부 부착제는 부착시간 동안 상대적으로 안정된 혈중농도가 유지된다.

에스트로겐과 프로게스테론 복합제 혹은 경구 피임제 형태의 프로게스테론 단독요법을 이용할 수도 있다. 여성은 6-12주간 경구 피임작용을 연장

표 7.6 호르몬 방법

에스트로겐(단독 혹은 프로게스테론 복합)

에스트라디올

- 크림: 주기형
- 피부 부착제: 주기형 혹은 지속형

경구피임제제

- 주기형 경구피임제제: 일부여성은 오직 월경시에만 낮은 강도로 발생
- 지속형 경구피임제:
  - 위약없이 3개월(Seasonale, Seasonique)
  - 지속적으로 사용할 수 있게 만든 새로운 제제(Lybrel)

피부연고용 에스트로겐

- 월경 전후 피부 패취 사용
  - TTS 25, 50, 100
- 효과를 위해 에스트라디올 혈중농도 >60pg/mL 이상 유지가 필요하다
  - 강도가 > TTS 50이상 유지

SERMs(선택적 에스트로겐 수용체 조절자)

- Raloxifen: 자궁과 유방의 에스트로겐 길항제. 뼈와 혈중 지질에 대한 에스트로겐 작용제

기타

- 자궁절제술과 난소절제술 모두 편두통 치료에 효과가 없다
- 단독 GnRH 작용제 투여 혹은 add back 치료는 심한 월경 전후 편두통의 경우 잘 선택하는 경우에 어느정도 효과적일 수 있다.

할 수 있다. 매년 4회의 월경주기에 사용하는 새로운 약제(Seasonable and Seasonique)도 판매 중이다. 반면에, 지속적 사용을 위한 새로운 제제인 Lybrel도 있다. 표준 21/7일 경구피임제제와 비교하여 168일 연장형이 두통 강도 감소와 생산성 증가 그리고 활동의 개선을 보였다(표 7.6).

편두통, 피임제와 허혈성 뇌경색

호르몬 피임제는 경구용, 피부 복합패취제, 피하 이식, depo주사 그리고 질

표 7.7 경구피임제

유형	Progestin(mg)/Ethinyl Estradiol(mcg)
단산성 복합형 약제	
제2세대 약제	
Ethynodiol diacetate	1/30,1/35,1/50
Levonorgestrel[a]	0.1/20, 0.15/30
Norethindrone	0.4/35, 0.5/35, 1/20, 1/35, 1/50, 1.5/30, 1/50[b]
Norethindrone acetate	0.05/35, 0.1/20, 0.1/35, 0.15/30
Norgestrel	0.3/30, 0.5/50
제3세대 약제	
Desogestrel	0.15/30
Norgestimate	0.25/35
Drospirenone	3.0/20, 3.0/30
이상성 약제	
Norethindrone	0.5/35 and 1/35
Desogestrel	0.15/20, placebo, and 0.15/10; 0.15/20, placebo, and 0.0/10
삼상성 약제	
Norethindrone	1/20, 1/30, 1/35; 0.5/35, 0.75/35, 1/35; 0.5/35, 1/35, 0.5/35
Levonorgestrel	0.05/30, 0.075/40, 0.125/30
Norgestimate	0.18/35, 0.215/35, 0.25/35
프로게스틴 일형 약제	
Ethynodiol diacetate	0.5
Levonorgestrel	0.030
Norethindrone	0.35
Norgestrel	0.075

[a] Available as 84 active tablets and 7 placebo tablets(Seasonale).

[b] Mestranol.

ring 등으로 이용된다(표 7.7). 경구용 피임제의 절대적 금기 사항은 허혈성 뇌졸중 과거력, 혈전색전술, 혈전정맥염 그리고 동맥경화 등의 혈관질환, 루푸스 혹은 망막과 신장질환이 동반된 당뇨병과 같이 혈관에 영향을 줄 수 있는 전신 질환들이다. 그 밖의 금기사항으로는 조절되지 않는 고혈압과 35세이상의 흡연 여성이다. 경구 피임제제를 처방하는 경우 새로운 신경 증상 발생이나 두통 악화 유무에 대해 추적 관찰해야 한다.

35세 미만 무조짐편두통 여성에서 경구용 피임제 사용은 비교적 안전하다. 난치성 월경두통이나 피임제로 편두통 완화 경험이 있는 여성이 좋은 치료 대상이 된다. 35세 미만의 조짐편두통 여성에서도 경구용 피임제제를 안전하게 사용할 수 있으나 주의해서 사용해야 한다.

WHO, 국제두통학회와 미국 산부인과 학회의 가이드라인은 조짐편두통 여성에서 에스트로겐이 함유된 피임제 사용을 추천하지 않으며 35세이상, 무조짐편두통, 담배, 비만, 고혈압 등의 혈전위험요소를 가진 경우에서는 주의를 가지고 사용할 것을 권유한다.

폐경

폐경은 월경의 영구적 중단을 의미한다. 폐경의 평균 연령은 51-52세(40-60세)이다. 폐경은 조기와 말기 증상을 동반하는데 많은 여성에서는 폐경 전후에 별 다른 증상이 없으나 일부에서는 심각하고 장애를 가지는 증상을

표 7.8 폐경 증상

초기
- 홍조
  - 시상하부 활동의 규칙적 율동에 의한 황포호르몬 율동과 관련
  - 위축성 질염
- 심인성과 신체화 증상
  - 우울증
  - 불안증
  - 피로감
  - 어지럼
  - 수면장애
  - 성욕변화
  - 집중력저하
  - 두통

말기
- 성교통
- 다모증
- 유방크기 감소
- 피부건조
- 골다공증
- 동맥경화성 심혈관 질환

표 7.9 호르몬대체법과 편두통

에스트로겐
1. 에스트로겐 용량 감소
2. 에스트로겐 conjugate형에서 순수 에스트라디올, 인공 에스트로겐, 순수 에스트론형으로 교체
3. 주기형(interrupt)에서 지속형 용법으로 교체
4. 경구에서 주사형으로 교체
5. 안드로겐을 추가
6. 선택형 에스트로겐 수용체 조절자로 교체

프로게스틴
1. 주기형에서 지속형 낮은 용량으로 교체
2. 프로제스틴 형으로 교체
3. 전달경로 교체(경구에서 질형으로)
4. 프로제스틴 중지(주기적 자궁내막 조직검사나 질 내시경검사)

보인다(표 7.8). 비록 편두통이 연령이 증가할 수록 점차로 감소되는 경과를 보이지만 일부에서는 폐경기에 악화될 수도 있다. 폐경 전후에 편두통 빈도와 강도가 악화될 수 있는 것은 에스트로겐 분비 이상에 의한다. 대부분의 여성에서는 생리적 폐경 후 편두통 개선을 경험한다. 한 연구에서 예전의 편두통을 가진 여성의 2/3에서 폐경기 후에 두통 호전을 경험하였으며 반대로 수술적 폐경을 경험한 여성의 2/3에서는 편두통이 악화되었다.

호르몬 대체법(HRT)과 두통

HRT는 에스트로겐 단독(ERT) 혹은 프로게스틴과 복합으로 사용할 수 있다. 피부제가 아닌 경구제 HRT는 종종 편두통을 악화시킨다. HRT로 발생한 두통은 조절하기 어려울 수 있으나 여러 가지 전략을 통해 개선할 수 있다(표 7.9).

에스트로겐 용량을 감소하거나 에스트로겐 유형을 교체함으로써 두통을 완화할 수 있다. 만일 두통이 에스트로겐 중단과 관련된다면 지속형으로 교체가 매우 효과적일 것이다. 에스트라디올 피부 패취는 에스트라디올과 에스트론의 생리적 비율을 유지하고 에스트로겐의 혈중농도를 일정하게 유지시켜 두통 부작용이 적다. 새로운 선택형 에스트로겐 수용체 조절자(SERM)인 raloxifene은 에스트로겐을 직접 적용하기 어려운 경우에 사용

될 수 있다. 자궁내막 증식증을 예방하는데 사용되는 프로게스틴은 주기적으로 사용시 두통을 유발한다. 푸로제스틴을 지속적으로 적은 용량으로 주입하면 종종 이런 증상을 억제한다. 또 다른 방법으로는 프로게스틴의 유형을 교체하는 것으로 프로게스테론이 함유된 질연고 등이 이에 해당한다. 이는 프로게스테론의 효과를 높게 유지하면서 두통과 같은 심각한 부작용을 최소화 한다. norethisterone과 megestrol과 같은 프로게스테론은 에스트로겐과 상관없이 홍조 현상을 완화 또는 감소시킬 수 있다.

편두통과 임신

조짐편두통보다는 무조짐편두통에서 임신기간 중 편두통은 호전된다. 그러나 일부에서는 임신 시 편두통을 처음으로 경험하기도 하고 산후기에 종종 재발하기도 한다.

FDA는 임신 시 사용하는 약물의 범주를 5항목으로 분류하였다.

항목 A : 사람에게 위험성이 없는 경우

항목 B : 사람에게 위험한 증거는 없으나 대조연구가 없는 경우

항목 C : 사람에게 위험성이 배제되지 않은 경우

항목 D : 사람 혹은 동물 연구에서 위험성이 나타난 경우

항목 X : 임신 시 절대 금기인 경우

표 7.10 FDA 라벨과 TERIS 비교

N	None(A)
N-Min	None-minimal(A)
Min	Minimal(B)
Min-S	Minimal-small(D)
S	Small
S-Mod	Small-Moderate
Mod	Moderate
H	High(X)
U	Undetermined(C)
Unl	Unlikely

()안의 표기는 FDA 등급과 동일한 정도임

TERIS는 전문가의 의견과 문헌고찰을 근거로 각 약물의 등급에 대한 기형정보를 알려주는 등급 체계이다(표 7.10).

임신 중인 환자를 관리함에 주된 부분은 약물과 질병이 태아에게 미치는 영향이다. 약물이용은 제한이 되어야 하지만 임신 시에 모두 금기되는 것는 아니다. 많은 여성들은 얼음, 마사지와 biofeedback과 같은 비약물요법과 안정으로 두통 관리를 할 수 있다. 그러나 일부에서는 심한 난치성 두통이 지속되고 구역, 구토와 탈수까지도 동반할 수 있다.

급성 치료

개별적 발작은 우선적으로 휴식과, 안정 그리고 얼음팩 등 비약물요법으로 시도한다. 비약물요법에 반응이 없는 경우는 약물요법이 필요하다. NSAIDs, 아세트아미노펜(단독 혹은 코데인 복합제제), 코데인 단독제제 혹은 다른 아편유사제 복합제제 등이 임신기간 동안 이용할 수 있다. 그러나 고용량의 아편유사제는 엄마와 신생아에게 중독을 유발할 수 있어 금기사항이다(표 7.11, 표 7.12).

경미한 구역증상에는 인산화 탄수화물 용액(orthophosphoric산과 포도당, 과당이 함유된 경구 용액제)인 emetrol 혹은 doxylamine succinate

표 7.11 급성 치료

- 낮은 용량의 아스피린은 심각한 기형 위험성은 없다. 그러나 분만 직전에 고용량 이용시 산모나 태아에 출혈 위험성을 증가할 수 있다.
- NSAIDs는 임신 첫 주산기동안 통증을 위해 안전하게 사용할 수 있다. 그러나 임신후기에는 사용을 제한해야 한다. 때로 NSAIDs는 태아 동맥관개존증을 폐쇄 혹은 협착 시킬 수 있다.
- Salicylate나 indomethacine과 같은 가장 강력한 프로스타글란딘 억제제는 임신 전반에 걸쳐 특히 임신 마지막 주산기에는 피해야 한다.
- Barbiturate와 benzodiazepine은 사용에 제한을 두어야 한다.
- Ergotamine과 DHE는 사용해서는 안된다.
- 모든 트립탄은 FDA 임신 C등급에 해당되어 사람 임신에서 아직 안전성이 규명되어 있지 않아 만일 임신기간 중 사용한다면 치료이득이 치료위험보다 월등하다는 정당성이 필요하다. 트립탄 사용은 피해야 하지만 이런 개념은 아직 논란이 많다.

표 7.12 에르고트와 트립탄

	태아위험성	
	FDA	**TERIS**
에르고트		
DHE	X	Min
에르고타민	X	U
트립탄		
알모트립탄	C	U
엘레트립탄	C	U
후로바트립탄	C	U
나라트립탄	C	U
리자트립탄	C	U
수마트립탄	C	U
졸미트립탄	C	Unl

혹은 비타민 B6(피리독신)으로 이용할 수 있다. 심한 구역 증상에는 주사와 좌액제제를 이용할 수 있다. Trimethobenzamide, chlorpromazine, prochlorperazine 그리고 promethazine 등은 경구, 주사제와 좌약형태로 이용 가능하다. 저자들은 promethazine과 prochlorperazine 좌약을 흔히 이용한다.

스테로이드는 일부에서 첫 주산기에 사용을 제한하기도 하지만 사용할 수는 있다. 태반을 쉽게 통과하는 dexamethasone 보다는 prednisone을 더 선호한다. 심한 급성기 편두통 발작은 적극적으로 치료해야 한다. 저자들은 탈수를 위해 생리식염수주사를 시작하고 이어서 구역과 두통 조절을 위해 prochlorperazine 10mg을 정맥 주사하며 필요시 아편유사제정주나 스테로이드 정주를 이용한다. 이런 치료는 임신 중 발생한 지속성 편두통 발작치료에 매우 효과적이다.

예방치료

편두통 빈도나 강도가 증가하거나 심한 구역 구토가 동반되는 경우 예방치료가 정당화 될 수 있다. 환자가 급성기치료에 반응하지 않는 월 최소 3-4회의 장시간 발작이 있으면 탈수나 태아에 위험이 생길 수 있다. 프로프라

표 7.13 예방치료 - 항우울제와 항경련제

	태아 위험성	
	FDA	**TERIS**
삼환계 항우울제		
아미트립틸린	C	Unl
독세핀	C	U
이미프라민	C	Unl
노아트립틸린	C	U
프로트립틸린	C	U
SSRI/SNRI		
시탈로프람	C	U
둘로시틴	C	U
플록세틴	C	Unl
파로섹틴	C	Unl
서트랄린	B	Unl
벨라확신	C	U
항경련제		
가바펜틴	C	U
토피라메이트	C	U
발푸로익산	D	Mod

표 7.14 예방치료 - 베타차단제 및 칼슘통로차단제

	태아 위험성	
	FDA	**TERIS**
베타차단제		
Atenolol	D	U
Metoprolol	C[a]	U
Nadolol	C[a]	U
Propranolol	C[a]	U
Timolol	C[a]	U
칼슘통로차단제		
Verapamil	C	U

[a] Second or third trimester. 제2 또는 제3 주산기

놀롤과 같은 베타차단제는 자궁내 성장 지연이라는 부작용이 보고된 적 있기는 하나 필요한 경우 사용할 수 있다. 임신 시 사용하는 모든 약물의 부작용에 대해서는 자세히 설명해야 한다. 만일 환자가 치료가 필요한 동반질

환이 있다면 두 질환을 치료할 수 있는 한, 한가지 약물을 선택하는 것이 좋다. 예를 들어, 프로프라놀롤은 고혈압과 편두통 두 가지 질환에 사용가능하며 fluoxetine은 동반된 우울증 치료에도 도움이 된다(표 7.13과 7.14).

비약물요법

비약물요법은 임신 중 두통 관리에 특히 중요하다. 편두통 유발인자를 제거하는 노력을 다른 치료와 병행하면 매우 효과적이다. 규칙적 수면, 운동, 규칙적 식사, 일습관과 휴식시간과 같은 규칙적 습관은 두통 빈도를 낮춘다. 환자는 불규칙 수면과 과잉운동, 식사 거르는 일, 지나친 스트레스 및 피로와 카페인과 같은 과잉 자극제를 피해야 한다. 또한 급성약물을 과잉 치료시 위험성이 있음을 경고해야 한다. 이는 두통 빈도 증가 및 태아에 부가적인 위험성을 줄 수 있기 때문이다.

가장 흔히 이용하는 비약물요법은 biofeedback, 침 그리고 물리치료이다.

약물 노출(exposure)

만약 임신 중 약물을 복용하였거나 약물을 복용하던 중 임신이 확인된 경우에는 해당약물이 태아기형발생과 연관되어 있는지 확인하는 것이 중요하다(많은 수의 약제에서 연관성이 규명되어 있지 않은 부분이 있다)(표 7.15).

표 7.15 약물 노출

- 노출된 약물의 용량, 시기와 사용기간을 파악해야 한다.
- 환자의 과거와 현재 건강을 확인해야 한다.
  - 정신지체나 염색체이상 유무를 확인
- 만일 약물이 기형유발 약물이거나 위험성 파악이 안되는 경우
  - 초음파로 태아 임신주수를 확인해야 한다.
- 배아형성동안 약물노출
  - 초음파로 손상 장기등 확인이 필요하다.
  - 만일 검사로 정상이라면 태아 장기는 정상이다(90% 민감도).
- 산과의사는 산모와 검사결과에 대해 토의해야한다.
- 예전의 산전 상담이 도움이 될 수 있다.

REFERENCES

American College of Obstetrics and Gynecology Committee on Practice Bulletins-Gynecology. ACOG practice bulletin no. 73: use of hormonal contraception in women with coexisting medical conditions. *Obstet Gynecol.* 2006;107:1453-1472.

Silberstein SD. Headaches, pregnancy and lactation. In: Yankowitz J, Niebyl JR, eds. *Drug Therapy in Pregnancy*. 3rd ed. Philadelphia, PA: Lippincott Williams and Wilkins;2001:231-246.

Silberstein SD. Menstrual migraine. In: Silberstein SD, ed. *Sex Hormones and Headache*. Philadelphia, PA: Current Medicine Group;2007:67-88.

Silberstein SD. Migraine associated with hormonal contraceptive use. In: Silberstein SD, ed. *Sex Hormones and Headache*. Philadelphia, PA: Current Medicine Group;2007:89-108.

Silberstein SD, Elkind AH, Schreiber C, Keywood C. Randomized trial of frovatriptan for the intermittent prevention of menstrual migraine. *Neurology.* 2004;63:261-269.

8 만성매일두통: 진단과 치료

서론

만성매일두통(chronic daily headache: CDH)은 3개월 이상 월 15회 이상의 빈도를 나타내는 두통질환이다. 인구집단 연구에서 전체의 약 4-5%가 원발성 만성매일두통이며 이중 만성긴장형두통(chronic tension-type headache: CTTH)이 가장 많은 부분을 차지한다(표 8.1).

두통 지속기간이 4시간 이하인 경우 군발두통, 돌발반두통, 원발자두통, 수면두통 그리고 SUNCT(Short-lasting unilateral Neuralgiform headache with Conjunctival injection tearing)를 감별해야 한다. 두통이 4시간 이상인 경우 고려해야 할 주요 두통은 만성편두통(chronic migraine:

표 8.1 원발성 만성매일두통은 두 그룹으로 분류한다

- 말삭형두통
  - 4시간 이하의 경과 혹은 여러 번의 분명한 발작
- 지속형두통
  - 매일 혹은 거의 매일 지속되는 4시간 이상의 두통

표 8.2 원발성과 이차성 만성매일두통

원발성 두통
- 4시간이상 두통
  - 만성 편두통
  - 만성 긴장형두통
  - 신생매일지속두통
  - 지속반두통

이차성 만성매일두통
- 약물과용두통
- 외상후두통
- 경추 척추질환
- 혈관성질환(동정맥기형, 동맥염, 동맥박리 그리고 경막하혈종)과 연관 두통
- 비혈관성 두 개내 질환(두개내 고혈압, E-B, HIV감염, 종양)과 연관 두통
- 기타(하악관절질환, 부비동 감염)

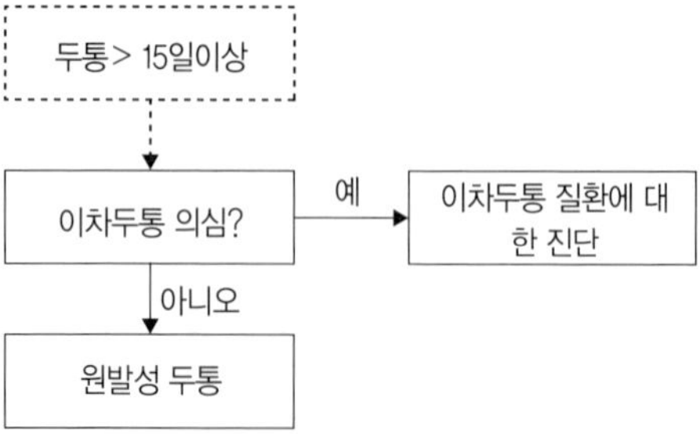

그림 8.1 만성매일두통 임상 접근법

CM), 지속반두통(hemicrania continua: HC), 만성긴장형두통 그리고 신생매일지속두통(new daily persistent headache: NDPH)을 고려해야 한다(표 8.2, 그림 8.1).

개정된 국제두통질환분류 제2판은 만성편두통과 유사하나 동일하지 않은 변환편두통(transformed migraine, TM)도 포함하고 있어 보다 포괄적이다. Silberstein과 Lipton의 변환편두통의 진단기준은 편두통과 연관된 3가지 다른 기준을 담고 있다(표 8.3).

편두통은 약물 과용으로 인해 종종 CDH로 전환되며 CHD의 80%는 약물 과용을 동반한다. 그러나 CDH 전환은 약물의 과용이 없어도 일어날수 있다. CM의 국제두통질환분류 제2판 기준은 최소 월 8회 이상 발생하는 편두통(트립탄과 에르고트에 반응하거나, 편두통의 진단기준에 부합하는 두통)을 포함하여 총 15회 이상 발생하는 두통이 3개월 이상 지속되는 경우를 의미한다(표 8.4).

약물과용과 두통의 악화와의 연관성이 확실할 때 약물과용두통(medication overuse headache: MOH)라 진단한다. MOH는 이전에는 반동성 두통,

표 8.3 변환 편두통의 Silberstein-Lipton 기준

A. 1개월이상 매일 혹은 15일이상 거의매일 두통
B. 치료하지 않은 경우 두통 지속기간이 하루 4시간이상
C. 최소 다음 조건중 한가지 만족하는 경우
   1. 급성 편두통 과거력
   2. 최소 3개월이상 두통 빈도가 증가하는 임상과정
   3. 두통 지속기간이외에 국제두통분류 기준에 해당되는 두통
D. 신생매일지속두통(4.7) 혹은 지속 반두통(4.8)기준에 부합되지 않는 경우
E. 다른질환이 배제된 경우

표 8.4 만성편두통의 진단기준(국제두통질환분류 제2판)

1. 최소 3개월동안 15일이상 지속되는 두통(긴장형 혹은/그리고 편두통)
2. 예전에 무조짐편두통이 5번 발생
3. 트립탄이나 에르고트에 반응하는 무조짐편두통의 통증과 동반증상이 3개월 이상 월 8회이상 있는 경우
4. 약물과용이 아니고 다른질환이 배제된 경우

표 8.5 약물과용 두통의 진단기준(국제두통질환분류 제2판)

A. 월 15일이상 두통
B. 8.2에서 정의한 것처럼 한가지 이상 급성기 약물치료를 3개월이상 정기적으로 복용하는 경우
   1. 에르고타민, 트립탄, 아편유사제 혹은 복합진통제를 월 10회이상 3개월이상 정기적으로 복용하는 경우
   2. 단순 진통제 혹은 에르고타민, 트립탄, 진통제, 아편유사제 혼합복합제를 어떤 한 종류의 약 과용없이 3개월이상 월 15회이상 정기적으로 복용하는 경우
C. 약물 과용 시기에 두통이 생기거나 악화된 경우

약물 유발성 두통 그리고 약물 부적절사용 두통 등으로 알려졌었다. 약물과용두통은 예방약물에 잘 반응하지 않는다. 과용되는 약물을 중단하면 금단현상이 일어날 수 있고 두통이 증가할 수 있다. 그러나 점차로 개선되는 것이 일반적이다(표 8.5).

약물 과용두통은 보통 자신의 두통을 치료하고자 하는 환자에 의해 유발되지만 일부는 정서 개선을 위한 목적으로 butalbital이 함유된 혼합 약제를 과용함으로써 발생하기도 한다.

만성편두통과 다른 만성매일두통의 감별

만성긴장형두통

만성긴장형두통은 3개월간 월 15회이상 두통이 있어야 한다. 실제 많은 환자들은 매일 두통으로 호소한다. 만성긴장형두통은 급성 긴장형두통 과거력을 가진 경우에서 생긴다. 이 경우 두통은 보통 전반적이거나 양측으로 오며 흔히 머리와 목 부분이 포함된다. 만성편두통에 비해 만성긴장형두통은 이전 혹은 동반되는 급성 편두통은 없으며 편두통의 특징 양상은 없다(표 8.6, 표 8.7).

표 8.6 만성 긴장형 두통과 만성편두통

만성긴장형두통
- 편두통 양상은 없는 매일, 혹은 거의 매일 발생하는 경미한 만성두통

만성편두통 / 변환편두통
- 편두통 양상이 동반되는 매일 혹은 거의매일 지속되는 두통
- IHS 에 의한 CM 기준

국제두통학회에 의해 CH의 진단기준이 정립됨.

표 8.7 만성 긴장형 두통의 진단기준(국제두통질환분류 제2판)

A. B-E조건을 만족하는 최소10회의 두통. 두통은 최소 3개월 이상 월 15회 이상 (연 180일)
B. 두통은 수시간 지속되거나 계속 지속될 수도 있음
C. 다음 중 최소 2가지 이상
  1. 압박감 혹은 조이는듯한 성격
  2. 경도내지 중등도 강도(일상활동이 방해는 되나 아주 못하지는 않음)
  3. 양쪽 통증부위
  4. 계단을 오르거나 유사한 신체활동에 의해 악화되지 않음
D. 다음 2가지 조건을 모두 만족
  1. 광과민, 소음과민 혹은 가벼운 구역감 증상이 없어야 함
  2. 중등도 내지 심한 구역감과 구토가 없어야 함
E. 약물과용을 포함한 다른 원인이 배제되어야 함

신생매일지속두통

신생매일지속두통는 매우 독특하여 발생 3일 이내에 매일형 두통으로 지속되고 이전에 특별한 두통의 과거력이 없는 경우가 대부분이다. 적극적인 치료에도 불구하고 완화 없이 수년간 지속될 수 있다. 신생매일지속두통환자는 일반적으로 TM보다 젊은 사람에서 나타난다. ICDH-II 기준은 신생매일지속두통의 두통 특성을 긴장형두통의 진단 기준에 부합하는 경우로만 제한하고 있다. 저자들은 이러한 국제두통질환분류 제2판 기준에 반대하고 오로지 표 8.8의 A, B, E 기준에 동의한다.

저자들은 원발성 신생매일지속두통는 모든 두통들 중 가장 난치성이며 심각한 장애를 초래한다고 판단한다. 신생매일지속두통환자는 종종 약물을 과용하지만 약물과용두통와 다르게 과용 약물을 중단하여도 두통이 완화되지 않는다. 반대로, 신생매일지속두통중 일부는 특별한 치료 없이 자발적으로 완화되기도 한다.

표 8.8 신생매일지속두통의 진단기준(국제두통질환분류 제2판)

A. 다음 B-D를 만족하는 3개월 이상의 두통
B. 두통은 매일 지속되고 발병 혹은 발병 3일이내로부터 가라앉지 않는 두통
C. 다음 조건중 최소 2가지 만족하는 경우:
   1. 양쪽의 통증부위
   2. 압박감/조임현상(비박동성)
   3. 경도내지 중등도 통증
   4. 보행이나 계단 오르는등의 일상생활로 악화되지 않음
D. 다음 조건중 2가지를 만족하는 경우
   1. 광과민, 소리에민 혹은 가벼운 구역이 없어야 한다
   2. 중등도내지고도의 구역이나 구토가 없어야 한다
E. 다른질환이 배제되야 한다

신생매일지속두통는 정의상 이차 두통이 아니지만 일부 환자에서는 독감 유사 증상 혹은 스트레스 환경이 유발인자로 작용한다. Epstein-Barr 바이러스나 salmonella 아데노바이러스 그리고 대상포진 등의 전신감염이 신생매일지속두통환자에서 동반된다. 신생매일지속두통의 일반적 특징은 다음과 같다.

- 여성이 남성에 비해 더 흔하다.
- 청년기에 성인보다 더 흔히 발생한다.
- 많은 환자에서 전형적인 편두통 증상을 경험한다.
- 우울증, 불안증, 근섬유통 그리고 과민성대장증후군과 같은 동반질환이 편두통 유병율과 거의 유사하다.
- 신생매일지속두통의 가족력은 거의 드물지만 편두통의 가족력이 흔하다.
- 다른 두통에 사용되는 예방약물이 도움이 될 수 있다.
- 특히 노인에서는 신경영상검사, 요추 천자 그리고 혈액검사로 이차성두통을 배제해야 한다.

지속반두통

지속반두통는 indomethacin에 반응하는 특징을 가지고 있으며 지속적이고 심한 두통이 편측으로 발생하며 완전히 소실되지 않고 악화와 호전을 반복하는 경과를 보인다. 종종 안검하수, 동공수축, 눈물 그리고 땀 등 자율신경장애가 동반되기도 한다. 지속반두통가 통증부위가 양쪽으로 나타날 수 있으나 드문 현상으로 국제두통질환분류 제2판기준에 부합되지 않는다. 일부에서는 지속반두통의 진단기준에 부합하나 indomethacin에 반응하지 않는 경우도 있어 이런 환자를 어느 곳에 분류할 수 있는지가 아직 논쟁 중이다(표 8.9).

표 8.9 지속반두통의 진단기준(국제두통질환분류 제2판)

A. B-D 조건을 만족하는 3개월 이상의 두통
B. 다음 조건을 모두 만족해야 한다.
  1. 양쪽 이동없이 한쪽에만 통증
  2. 통증 관해기 없는 매일 혹은 연속성의 두통
  3. 중등도 강도와 심한 통증으로 악화
C. 통증 발생부위와 악화되는 동안 발생하는 자율신경증상의 최소 한가지 이상
  1. 결막충혈 그리고/또는 눈물
  2. 코막힘 그리고/또는 콧물
  3. 안검하수 그리고/또는 동공축소
D. Indomethacin치료에 완전히 반응
E. 다른 질환이 배제되어야 함

지속반두통는 우리가 생각하는 것보다 더 흔하고 빨리 발병할 수도 있다. 동반증상은 3가지 주요 항목으로 분류할 수 있는데 자율신경증상, "jabs and jolts"양상의 두통과 편두통 양상의 동반 증상(구역, 광과민, 소음과민 혹은 조짐)등이다. 자율신경증상은 결막충혈, 눈물, 콧물, 코막힘, 안검부종, 귀의 꽉 찬듯한 느낌 그리고 이마 땀 등이 포함된다. 많은 환자들은 눈에 이물감이나 불편감을 호소하기도 한다. 지속반두통에서 이런 증상이 있을 경우는 편두통의 경우와 다르게 보통 한쪽에서 나타난다. 자율신경증상은 다른 삼차자율신경두통들에 비해 심하지 않다. 일부 환자는 분명한 두통기에 이은 두통관해기를 보이기도 하며 시간 경과에 따라 변화를 보일 수 있다. Indomethacin은 지속반두통의 핵심치료이다. 그러나 indomethacin에 반응이 없거나 심한 부작용을 경험한 경우 그리고 투여 금기시에는 gabapentin, verapamil, topiramate, melatonin, 후두신경차단술 그리고 신경자극기 장치 등에 반응을 보인다고 한다.

지속반두통가 의심되는 환자는 이차성 원인을 조사하며 진단을 위해 indomethacin 투여에 대한 반응을 평가해야 한다. 편두통도 한쪽에만 국한하여 나타날 수 있으며 일부의 지속반두통 환자에서는 indomethacin에 반응을 보이지 않는다는 점은 감별진단에 어려움을 줄 수 있다. 일부 환자에서는 성공적 치료 후에 투여 용량을 줄이지 못하지만 대부분의 환자들은 현재 용량을 유지하게 된다.

지속반두통의 이차성 원인은 드물지만 다음과 같은 질환들이 있다.

- 두부 외상 혹은 두개골 절제술 후 상태

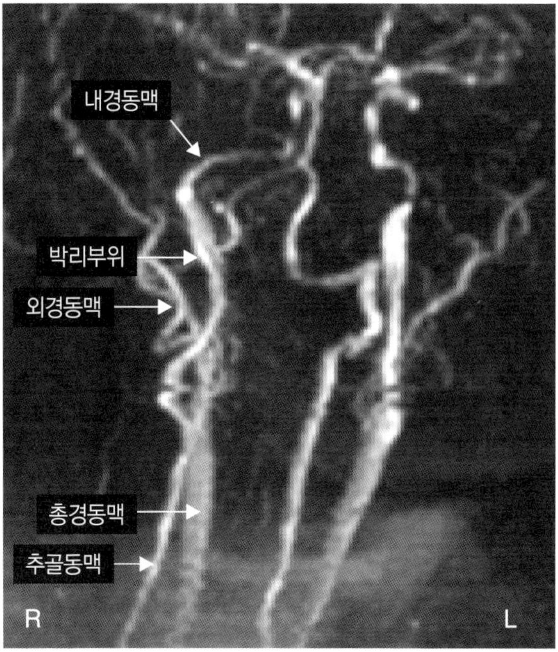

그림 8.2 이차성 HC의 원인이 되는 우측 경동맥 동맥박리

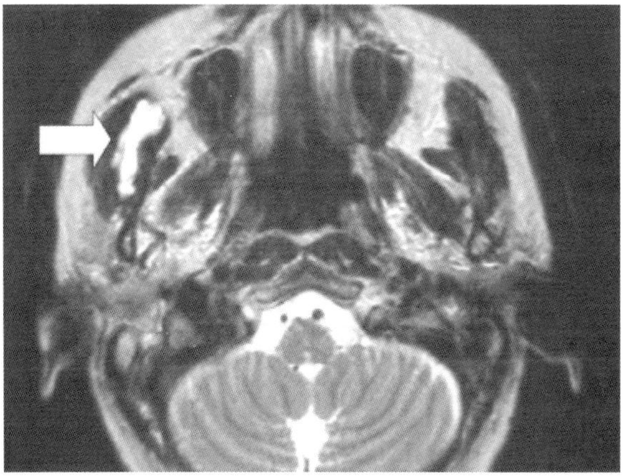

그림 8.3 이차성 HC의 원인이 되는 우측 저작근내의 혈관기형
Source: From D'Alessio et al., *Cephalalgia,* 2004.

표 8.10 만성매일두통의 위험인자

1. 두통 발생빈도가 많은 경우	7. 급성약물 과용
2. 여성	8. 우울증
3. 비만(BMI > 30)	9. 두부외상
4. 코골이	10. 편두통 과거력
5. 스트레스 생활환경	11. 고등학교 이하의 교육
6. 많은 카페인 섭취	

- 경동맥 동맥류 혹은 동맥박리(그림 8.2)
- 혈관기형(그림 8.3)
- 접형동 혹은 뇌하수체 종양
- 폐암
- 산후기

만성매일두통의 위험인자

만성매일두통의 중요한 위험인자로는 진통제 과용, 편두통의 경력, 우울증 등이 있다. 원발성 만성매일두통환자 추적연구에서 진통제 약물과용과 주요우울증의 빈도가 높다고 보고 되었다(표 8.10).

만성매일두통는 결혼한 여성, 비만여성 그리고 교육연수가 짧은 여성에서 더 흔하다. 그 외 두통 빈도가 많은 경우, 카페인 섭취가 많은 경우, 코골이가 있는 경우 그리고 스트레스 환경 등이 만성매일두통의 발병과 연관되어 있다.

치료

환자는 약물 과용이 완전 제거될 때까지 약물사용이 효과적이지 않다는 설명과 함께 예방치료를 시작해야 한다. 자택치료나 주사실에서의 외래 치료가 가능하다. 만일 외래치료가 어렵고 위험한 경우는 입원치료를 해야 한다.

환자들은 해독(detoxification)시기에 편두통이 악화될 수 있다. 따라서 종종 과용약물을 중단하는 동안 부가적인 치료가 필요하다. 금단현상으로는 심한 두통과 함께 구역, 구토, 안절부절, 수면 그리고 드물게는 간질발작 등이 있다. 심하고 불편한 금단증상을 피하기 위해 barbiturate, 아편유사제 그리고 benzodiazepine을 점차로 감량하는 방법도 고려할 수 있다(표 8.11).

표 8.11 치료하기 어려운 만성매일두통 환자의 관리법

1. 이차두통을 배재해야 한다
2. CDH 아형을 구분해야 한다: TM/CM, HC, CTTH 혹은 NDPH
3. 약물과용등의 동반된 상황을 확인해야 한다.
4. 과용약물을 제거할 때까지 두통이 호전되지 않더라도 예방치료를 시작하라
5. 급성약물 사용을 제한하라

급성 약물치료

만성매일두통의 급성기 약물치료는 기존 원발두통치료에 의거해 치료한다. 약물 과용이 없는 만성편두통 환자는 편두통 약제를 사용한다. 그러나 치료 합병증이나 약물과용두통를 예방하기 위해 사용 횟수를 엄격하게 제한해야 한다(제9장). 만성긴장형두통과 신생매일지속두통은 비특이 약물로 치료될 수 있고 지속반두통은 추가적인 indomethacin으로 치료될 수 있다.

예방 약물치료

만성매일두통의 가장 알려진 예방약물은 많은 연구에서 효과를 보인 삼환계항우울제(nortriptyline과 amitriptyline)이다. Fluoxetine이나 divalproex sodium 및 베타차단제도 효과적이다. Gabapentin은 경미한 효과를 보인다. 2개의 무작위 위약 대조 다기관 연구에서 topiramate(100mg/일)는 약물과용이 혼재되어 있는 만성편두통에서도 효과적이다.

비록 단독요법이 선호되지만 때론 예방약물 복합요법이 필요하다. 항우울제는 종종 베타차단제나 칼슘길항제 그리고 divalproex sodium등과 함께 복합적으로 이용할 수 있다(표 8.12).

보톨리움독소

Onabotulinum toxin A주사가 만성편두통에서 약물과용이 있는 경우를 포함한 환자에서도 효과적이라는 새로운 위약 대조 연구가 있었다. 환자들은 31-39군데에 155-195u 주사를 시도하여 현저하게 두통일수와 편두통일수를 줄였으며 급성약물 복용을 감소시켰다. 주요 주사 부위는 눈살근, 추미

표 8.12 매우 빈번하거나 매일두통시 이용되는 예방 치료약물

약물	임상효과	부작용	근거수준*
항우울제			
Amitriptyline	+++	++	+++
Doxepin	+++	++	++
Fluoxetine	++	+	+++
항경련제			
Divalproex	+++	++	++
Gabapentin	++	++	+++
Topiramate	++++	++	+++
β-차단제			
Propranolol, nadolol, etc.	++	+	+
칼슘채널 차단제			
Verapamil	++	+	+
신경독소			
Onabotulinum 독소 A	++++	+	+++

*근거수준 +++ : 최소 1개 이상의 이중맹검 위약대조군 연구에서 입증됨. ++ : 잘 설계된 개방 연구에서 입증됨. + : 임상경험에 근거하여 효과가 인증됨. ++++ : 최소 2개 이상의 이중맹검 위약대조군 연구에서 입증됨.

근, 전두근, 측두근, 후두근, 머리널판근, 경추 척추옆근, 흉쇄유골근 그리고 승모근이다(그림 8.4).

REFERENCES

Goadsby PJ, Lipton RB. A review of paroxysmal hemicranias, SUNCT syndrome and other short-lasting headaches with autonomic features, including new cases. *Brain*. 1997;120:193-209.

Headache Classification Committee. The International Classification of Headache Disorders: 2nd ed. *Cephalalgia*. 2004;24:1-160.

Scher AI, Stewart WF, Ricci JA, Lipton RB. Factors associated with the onset and remission of chronic daily headache in a population-based study. *Pain*. 2003;106:89.

Silberstein SD, Lipton RB, Saper JR. Chronic daily headache including transformed migraine, chronic tension-type headache, and medication overuse headache. In: Silberstein SD, Lipton RB, Dodick DW, eds. *Wolff's Headache and Other Head Pain*. 8th ed. New York, NY: Oxford University Press;2007:315-378.

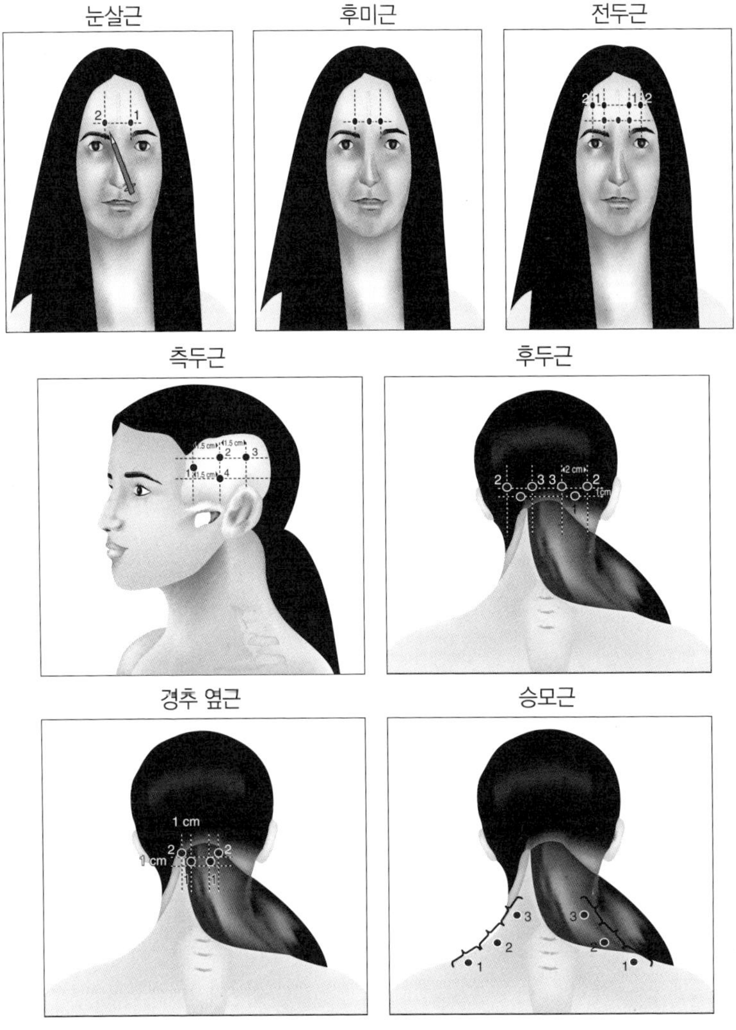

그림 8.4 Onabotulinum toxin A 주사부위

Zwart JA, Dyb G, Hagen K, Svebak S, Holmen J. Analgesic use: a predictor of chronic pain and medication overuse headache: the Head-HUNT Study. *Neurology*. 2003;61:160-164.

9 약물과용: 진단과 치료

서론

약물과용은 만성매일두통(CDH)의 원인이 되거나 이를 복잡하게 할 수 있다. 약물과용이 만성매일두통의 원인일 경우, 약물과용두통(medication overuse headache, MOH)이라 한다.

이 질환의 다른 이름은 반동두통(rebound headache)과 약물유발두통이다. 시간이 지나면서(과용약물에 따라 다양한 역치를 보이며 월간 치료일수로 정의되는), 급성기두통약물의 빈번한 사용은 민감한 환자에서 기존 두통질환을 지속시키거나 악화시킬 수 있고, 종종 예방약물을 비효과적으로 만든다. 약물과용두통은 매우 흔하고, 전문클리닉에서 치료인구의 대다수를 차지하기도 한다(표 9.1과 표 9.2)

표 9.1 약물과용두통 (혼합 ICHD-2 진단기준)

A. 두통이 한 달에 15일 이상 발생한다.
B. 한 가지 이상의 급성기/대증치료약물을[a] 3개월을 초과하여 규칙적으로 과용
   1. 에르고타민, 트립탄, 아편유사제, 또는 혼합진통제는 한 달에 10일 이상 규칙적으로 3개월을 초과하여 복용
   2. 단순진통제는 한 달에 15일 이상 규칙적으로 3개월을 초과하여 복용
   3. 단일 약제 각각은 과용하지 않고, 이들 급성기약물의 어떤 조합이든 혼합하여 한 달에 15일 이상 혼합하여 3개월을 초과하여 복용
C. 두통이 약물의 과용 중에 발생하거나 현저하게 악화됨

[a] 다른 통증질환 또는 기분전환 목적으로 사용한 약물도 약물과용두통에 영향을 주고 치료일수로 계산한다.

표 9.2 약물과용두통의 유병률

- 유럽 두통센터
  - 환자의 5%-10%
- 이탈리아 두통센터
  - 3000명의 환자 중 4.3%
- 전문두통클리닉
  - 만성매일두통 환자의 50%-80%
- 미국 인구 대상
  - 만성편두통 환자의 28%
- 약물과용두통이 있는 경우 아닌 경우 보다 만성매일두통의 발생률이 7배 더 높다.

표 9.3 약물과용두통 - 관련된 약제

가능성 높음	가능함
아편유사제	아스피린
에르고타민	아세트아미노펜
butalbital	NSAIDs
카페인	**가능성 낮음**
트립탄	신경이완제
	DHE(dihydroergotamine)

약물과용두통은 중독(addiction)과는 구별해야 하는데, 중독의 경우 환자는 이들 작용의 반복된 부정적인 결과에도 불구하고 개인적인 욕구충족을 위해 급성정신작용제를 갈망하고 결과적으로 남용하게 된다. 반면 약물과용두통은 거짓상습성중독(pseudoaddiction)으로, 환자는 통증해소를 위한 필요에 의해 움직이지만 부정적인 결과에도 불구하고 계속 반복적으로 약물을 복용한다. 그러나 진짜 중독이 약물과용두통에 동반될 수 있는데, 특히 과용약물이 아편유사제나 butalbital을 포함할 경우 그렇고, 치료를 더욱 복잡하게 만든다(표 9.3).

모든 두통질환에서처럼, 진단과 치료에 대한 체계적인 접근은 성공을 위한 최고의 기회를 만든다.

평가

모든 만성매일두통 환자는 약물과용두통에 대한 평가를 받아야 한다. 대부분의 환자와 많은 의사가 이런 개념을 모르고 있고, 사실 일부 환자는 담당의사로부터 좋지 않은 충고를 받은 뒤 약물과용두통이 발생했다. 일부 환자만이 스스로의 문제점을 인식하고 의사와 상담을 시작한다.

질문 사항

1. 어떤 종류의 두통이든지 한 달에 두통이 있는 날이 몇 일 인지?
2. 두통을 해소하기위해 어떤 약제(어떤 것이라도)를 복용하는 것이 한 달에 몇 일 인지? (일반구매약 또는 대체치료에 대해서도 잊지 말고

질문)

3. 어떤 약제를, 얼마나, 어떤 상황일 때 복용하는지? (예, 두통강도 경미/중등도/심한, 직장에서 또는 가정에서, 더 이상 참을 수 없는 정도일 때, 등등)
4. 실제 두통이 시작되기도 전에 두통을 예방하려고, 또는 두통이 생기는데 두려움을 느껴 두통약을 복용하는지? 얼마나 자주?
5. 실제 효과적이지 않은데도 불구하고 두통약을 강박적으로 복용하는지?
6. 다른 질환으로 다른 진통제를 복용하는지? 어떤 종류? 얼마나 자주?
7. 평일 카페인을 얼마나 섭취하는지?
8. 기분전환 목적으로 어떤 약물을 복용하는지? 얼마나 자주?
9. 상습성중독성격("addictive personality")이 있는지, 또는 흡연, 약물/알코올 오남용, 도박, 과도한 성적 행동, 과도한 소비 등 습관적 비생산적인 행동을 중단하는데 문제가 있었는지?

달력

일부 환자들은 얼마나 자주 두통이 있었는지 또는 그들의 모든 행동에 대해 이야기 할 수 없다. 이 것이 두통 (및 기타 통증)양상과 약물사용을 확인하는데 달력이 필수적인 이유이다. 환자에게 두통강도/기간, 치료종류 및 치료에 대한 반응을 표시할 수 있는 인쇄된 달력을 주면 충실도를 매우 높일 수 있다.

급성기 치료

약물과용두통을 인식하는 것뿐만 아니라 기존의 일차두통문제를 진단하는 것이 필수적인데, 이는 치료결정에 영향을 주기 때문이다(예, 환자는 아직 진단받지 못한 지속반두통을 가지고 있을 수 있다). 동반이환/공존하는 질환도 확인해야 한다. 환자가 어떤 예방약제를 시도 했었는지 물어보아야 한다. 비록 그 시도가 실패했더라도 약물과용두통이 예방약물을 효과없게 할 수 있으므로 (안전성과 내인성의 문제가 아니라면) 다시 시도해 볼 가치가 있다. 일부 약물과용두통 환자는 문제가 되는 약제를 제거함으로써 호전된다; 일부는 그렇지 않고, 대부분은, 약물과용두통 이전의 단계에서, 예방치료에 적합하거나 필요하다고 고려된다. 예방약물은 효과를 나타내는데 수주일 아니면 수개월 걸리므로 빨리 시작해야한다(표 9.4).

과용된 약제는 여러 가지 방법으로 제거될 수 있다. 보존적인 단순 접근은 환자에게 "약물중단일"과 함께 진통제를 줄여나가도록 스케줄을 제공하는 것인데, 이것은 시간이 걸릴 수 있고, 환자가 기능을 유지하고 심한 통증으로부터 벗어나고 싶은 욕구 때문에 약물을 끊는데 실패하면서 자꾸 약물중단일이 연기될 수 있다. 상승된 통증수준을 조절하고 과거약물로부터 벗어나도록 하기위해 신경이완제 또는 코르티코스테로이드가 단기보조제로 사용될 수 있다.

다른 방법으로 대체(substitution)가 있다. 예를 들면, 아편유사제가 과용된 환자에게 methadone (NMDA 수용체 작용효과가 있어 추가적인 이득이 있을 수 있음)같은 장시간작용약물을 주고 시간을 두고 서서히 줄여나가도록 한다. 아편유사제 용량변환계산기(온라인상에서 무료로 이용 가능한 경우가 많음)를 이용하고, 교차내성을 위해 50% 용량감량을 계산한다. 이렇게 함으로써 환자는 새로운 아편유사제를 과용하지 않고 또한 금단으로 이르는 길을 포장해야 할 토양을 줄일 수 있다. 일부 환자는 나타나는 시간 예측이 안 될 수 있는 아편유사제 금단증상을 조절하는데 어려움이 있다. 일부에서는 clonidine (0.1-0.3 mg 하루 한번 또는 두 번, 또는 일주일 마다 패취, 혈압이 허락하면) 그리고/또는 benzodiazepine (저용량 clonazepam 또는 prn lorazepam; benzodiazepine 또한 해로울 가능성이 있는 금단증후군을 피하기 위해 줄여나가야 한다)을 같이 사용하여 이런 조절을 쉽게할 수

표 9.4 약물과용두통의 치료 - 초기접근

- 기존 일차성 만성매일두통의 종류를 진단한다: 변형/만성편두통, 지속반두통, 만성긴장형두통, 신생매일지속두통
- 동반이환/공존 질환을 확인한다
- 잘 맞춘 예방치료를 시작한다(약물과용이 제거될 때까지는 효과가 없을 수 있음)
- 해독(detoxification)을 시작한다(아편유사제, 바비튜레이트, 또는 혼합약제보다는 트립탄, 에르고타민, 단순진통제가 더 용이하다)
- 두통주기를 끊도록 시도한다

있다. 다른 대체약물로는 트립탄과용에 대한 dihydroergotamine(DHE) (환자가 DHE 사용 중에는 트립탄을 복용하지 않겠다는 신뢰가 있어야함)과 부탈비탈함유약제과용에 대한 phenobarbital이 있다. 대략적인 용량변환은 부탈비탈 100 mg 당 phenobarbital 30 mg (대부분의 부탈비탈함유약제는 1정 당 부탈비탈 50 mg을 포함한다)이다. 복용한 전체용량에 따라 수일부터 수주일간에 걸쳐 부탈비탈을 감량하는 계획을 세운다(표 9.5).

"교량"(bridge)요법은 시도할 수 있는 다른 방법이다. 이 방법은 아편유사제나 부탈비탈과용이 아닌 경우 더 효과적일 수 있는데, 다른 약제는 갑자기 중단하였을 때 위험하거나 불편한 금단증후군이 발생하지 않기 때문이다. 이 접근법에서 환자는 그들이 선호하는 약제사용이 엄격하게 금지되고 대신 수일에 걸쳐 사용할 새로운 약제의 조합이 주어진다. 여기에는 항염제(스테로이드 또는 비스테로이드성), 신경이완제(두통뿐만 아니라 구역조절을 위해), 그리고 DHE(비강주입 또는 근육주사)가 포함된다. 본 개념은 환자가 이들 새로운 약제로 두통을 "부수고" "중단시키며", 이후 두통을 더 효과적으로 조절하기 위해 용량한도를 지키며 이들 약제를 적절하게 사용하도록 하는 것이다(표 9.6)

최종적으로 생물행동적 치료계획이 시작되어야한다. 비약물치료요법에 대해 환자에게 교육해야한다. 이들은 기분전환, 휴식, 냉요법, 열요법, 또는

표 9.5 외래 해독(detoxification) 전략

- 과용된 약제를 줄여 끊을 수 있게 하루복용한도를 포함한 스케줄을 환자에게 제공
- 유사한 약제로 대체하고 서서히 감량한다
  - 트립탄 대신 DHE
  - 다른 아편유사제 대신 methadone (용량변환계산기를 사용하고 교차내성을 위해 적어도 50% 용량감량을 계산한다)
  - 부탈비탈함유혼합진통제 대신 phenobarbital (부탈비탈 100 mg 당 대략 phenobarbital 30 mg으로 변환)
- 감량도중 신경이완제나 코르티코스테로이드 같은 적절한 보조치료를 제공한다
- 해독과정 중 상습성중독/거짓상습성중독, 강박적 약물복용, 불안 등에 대한 카운슬링이 정기적으로 있다는 것을 확실하게 한다

표 9.6 교량(bridge) 요법의 예

1. 1-2일: prednisone 60 mg 아침, prochlorperazine 10 mg (그리고 필요시 Migranal (dihydroergotamine) 4번 스프레이, 하루 세 번)
   3-4일: prednisone 40 mg, prochlorperazine 10 mg 하루 두 번/세 번 (그리고 필요시 Migranal 4번 스프레이, 하루 두 번)
   5-6일: prednisone 20 mg, prochlorperazine 10 mg 하루 한 번/세 번 (그리고 필요시 Migranal 4번 스프레이, 하루 한 번)
   7-8일: prochlorperazine 필요시 하루 세 번까지
2. 4일간: naproxen sodium 550 mg plus metoclopramide 10 mg 하루 세 번 (그리고 필요시 DHE 1 mg 근주 하루 두 번)
3. dexamethasone qam 20 mg부터 0까지 5일간 서서히 감량, olanzapine 10-20 mg qhs 그리고 0까지 7일간 서서히 감량

마사지 만큼 단순할 수 있다. 비약물 두통조절의 좀 더 복잡한 방법에는 명상, 심호흡훈련, 가이드이미지훈련, 그리고 생체되먹임(biofeedback)이 있다. 이들은 효과를 보려면 훈련과 연습이 필요하다. 많은 환자들이 큰 불안을 품고 있다. 그들은 다음 두통발작이 특히 그들을 무력하게 만들거나 중요하게 계획한 일을 망칠까봐 두려워할 수 있다. 어떤 환자들은 너무 비극적으로 생각하여 그들 스스로 두통을 유발하게 할 수도 있다. 일부 환자는 중독이나 약물오남용의 솔직한 이슈를 가진다. 이런 이유로 심리학적 의뢰, 특히 중독이나 통증 전문가인 진료의에게 의뢰하는 것이 흔히 필요하다. 행동요법은 또한 환자의 하루하루의 생활의 조직화를 수반할 수 있다. 규칙적인 수면 스케줄, 건강식을 자주 소식으로 섭취, 그리고 유산소운동 프로그램은 건강과 기능을 회복하는데 도움이 되는 몇몇 간단하지만 중요한 방법이다.

만일 앞에서 언급한 방법들이 실패하거나, 외래 기반으로 치료하기에 안전하지 못하거나 효과없어 보일 때, 또는 더 빠른 결과가 필요하거나 원할 경우, 이런 과정을 입원 상태로 수행해야 한다. 이런 방법에는 몇몇 장점이 있다. 해독요법을 더 빠르고 안전하게 이룰 수 있다. 초기 단계에서 정맥내 수액요법은 원치 않는 약물과 물질을 체외로 제거하는데 속도를 높인다. 모니터 상태에서 임상진료팀과 더 규칙적이며 개별적 접촉에 의해 금단증후군은 더 효과적으로 관리된다. 치료과정을 빠르게 하기 위해 제거하려는 약제를 추가용량으로 사용하기보다는 증상조절약제가 적극적으로 사용될 수 있고, 게다가 두통과 동반증상에 대한 높은 효능의 비경구약제의 사용은

표 9.7 입원 해독요법 전략

- 외래 해독요법이 실패하거나 안전하지 않을 경우
- 일반적으로 더 빠르고 더 안전한 해독을 가능하게 한다
  - washout을 빠르게 하기 위한 정맥내 수액요법
  - 빠른 해독, 금단증상의 효과적인 조절
  - 높은 효능의 비경구 두통약제 병행
  - 잘 조절된 환경은 안전성과 치료성공 기회를 높인다

소위 흔히 매우 힘든 이행과정 동안 환자를 더 편하게 하는데 도움이 된다. 해독요법을 위한 입원치료는 더 안전하고 빠를 뿐만 아니라 잘 조절된 환경에서 치료성공 가능성을 높여준다(표 9.7).

모든 환자가 제한된 급성기약물 사용 후 수 주 내지 수개월의 예상된 시간 안에 호전되지는 않는다는 점을 기억하는 것이 중요하다. 이것은 통증약물의 과도한 사용이 만성매일두통이 시작 또는 유지되는 요인이 아니라는 의미는 아니고, 환자가 증상조절유지와 기능보존을 위한 노력으로 급성기약물을 자주 사용하는 습관으로 돌아가야 한다는 것을 의미하지도 않는다. 오히려 예방치료법을 더 적극적으로 실시해야하고, 이 전략을 실행한 후 지속적 또는 재발성 두통패턴을 종료시키려는 반복적인 시도가 수행되어야 한다. 불행히도 일부 환자는 약물치료에 난치성이고 호전되지 않는 것 같다. 다시 한번, 이것이 급성기약물 사용을 자유롭게하자는 이유가 아니고, 오히려 새로운 예방전략을 계속 시도하고, 두통에 인식되지 않은 영향을 줄 수 있는 일반적인 약물부담(예, 수면보조제, 각성제, 겹치는 목적을 가진 다수의 약물들)을 줄이려는 지속적인 노력이 필요하다(표 9.8).

장기 치료

환자의 경과를 모니터하기 위해 두통달력을 사용한다. 환자에게 모든 두통 발작마다 비약물치료법(어둡고 조용한 방에서 휴식, 냉/열요법, 마사지, 기분전환, 명상, 또는 다른 이완기술)을 사용하고 기록하도록 격려하는데, 이런 방법이 그 자체로 효과가 있을 수 있고 급성기약물의 효과를 증가시킬 수 있기 때문이다. 이것은 또한 환자에게 새로운 비약물치료법을 경험하고 이완전략을 연습하는 기회를 제공한다.

표 9.8 약물과용두통을 예방하기 위한 특정 급성기약물의 사용한도 권고안

- 에르고트, 트립탄, 또는 단순 혼합진통제
  - 한 달에 8일로 제한
- 부탈비탈함유진통제 및 아편유사제
  - 한 달에 5일로 제한 (남성은 부탈비탈을 한 달에 8일까지 복용해도 괜찮을 수 있고, 여성은 아편유사제를 한 달에 8일까지 복용해도 괜찮을 수 있다)
- 다른 진통제
  - 한 달에 12일로 제한
- 전체 약물 노출
  - 한 달에 12일로 제한

이것은 약물과용두통의 정의보다는 적은 용량으로, 완충(buffer)이 포함됨.

장기적인 계획에서 급성 및 예방 약물치료를 재평가한다. 급성기약물이 적절하게 사용되고 있는지, 효과적인지, 그리고 부작용은 없는지 확인한다. 예를 들어, 트립탄과 DHE는 심혈관 또는 뇌혈관질환의 위험도가 높은 환자에게는 적합하지 않다: 이런 위험도는 시간이 지나면 확인하고 재평가해야 한다. 신경이완제의 빈번한 사용은 고지혈증, 포도당불내성, 체중증가, 그리고 지연이상운동증(tardive dyskinesia)을 일으킬 수 있다. 예방약물 또한 안전성과 적합성을 모니터할 필요가 있다. 종종 예방약물은 만성매일두통 재발없이 천천히 줄여 끊을 수 있다. 만성매일두통은 재발과 관해를 반복하는 질환이며, 예방약물의 증량이 필요하거나 새로운 약물이 필요할 수 있다는 것을 기억해야 한다. 단지 환자가 특정 예방약물 처방에 불충분하게 반응한다고 해서 이를 완전히 폐기해야 한다는 것을 의미하지는 않으며 오히려 세밀하게 조정해야 한다. 흔히 두통재발과 관련해 참작할 사유(미확인 또는 말하지 않은 급성기약물과용, 스트레스, 신체적 질환, 무분별한 식사, 생활방식 변경에 불충실 등)가 있으며, 이를 개선하면 두통조절로 복귀할 것이다(표 9.9).

표 9.9 약물과용두통 요점

- 금단없는 예방치료가 효과있을 수 있다
- 예방약물의 최대 효과는 6개월이 걸린다
- 혼합예방치료가 필요할 수 있다
- 만성편두통과 약물과용두통은 재발과 관해를 반복하는 질환이다
  - 흔히 장기적 예방치료가 필요하다
- 재발이 항상 tachyphylaxis를 의미하지는 않는다
- 결과에 관한 현실적인 기대를 맞춘다
  - 경미한 매일두통으로 드물어진 악화
  - 두통소실
- 일부 환자는 약물치료에 난치성으로 호전되지 않는다

REFERENCES

Andrasik F, Buse DC, Grazzi L. Behavioral medicine for migraine and medication overuse headache. *Curr Pain Headache Rep.* 2009;13(3):241-248.

Bigal ME, Lipton RB. Overuse of acute migraine medications and migraine chronification. *Curr Pain Headache Rep.* 2009;13(4):301-307.

Bigal ME, Serrano D, Buse D, Scher A, Stewart WF, Lipton RB. Acute migraine medications and evolution from episodic to chronic migraine: a longitudinal population-based study. *Headache.* 2008;48(8):1157-1168.

Rossi P, Jensen R, Nappi G, Allena M. A narrative review on the management of medication overuse headache: the steep road from experience to evidence. *J Headache Pain.* 2009;10(6):407-417.

Vargas BB, Dodick DW. The face of chronic migraine: epidemiology, demographics, and treatment strategies. *Neurol Clin.* 2009;27(2):467-479.

10 편두통 및 만성매일두통과 관련된 동반질환

동반이환(comorbidity)은 원래 지표질환 환자에서 공존하는 질환상태가 존재하는 것으로 정의되었다. 최근 인정되는 정의는 우연한 공존이 이상의 연관성이 두 질환 사이에 존재하는 것이다. 동반이환은 공존, 선택오차 또는 한 질환이 다른 질환의 원인이 될때 발생할 수 있다. 또한 두 질환이 환경적 또는 유전적 위험인자를 공유함으로써도 가능하다. 연구결과 많은 질환들이 편두통과 동반이환되는 것으로 알려져 있다(표 10.1).

표 10.1 편두통 동반질환

- 심혈관계 질환
  - 레이노 현상
  - 심근경색
  - 허혈성 뇌졸중, 무증상 뇌졸중, 뇌백질이상
  - 난원공개존증(조짐편두통)
  - 승모판탈출증
  - 심방중격동맥류
- 신경계 질환
  - 간질
  - 하지불안증후군
  - 전정질환
  - 본태떨림?
- 정신과 질환
  - 우울증
  - 불안
  - 양극성장애
  - 공황장애
  - 자살위험
  - 공포증
- 기타 질환
  - 코골이/수면무호흡
  - 천식/알레르기
  - 전신홍반루푸스(SLE)
  - 비두통성 통증
    - 섬유근통
    - 과민성대장증후군

정신과 동반질환

Harold Wolff가 1948년 *Headache and Other Head Pain* 제1판을 출간했을 때, 편두통환자들은 완벽주의자며 강박적사고를 가지고 있고, 이것이 편두통을 앓는 이유라고 믿었다. 이런 최초의 인상은 증거로 뒷받침되지 않았고, 편두통이 다수의 Axis-I 진단과 동반된다는 주장이 등장했다. 표 10.2는 편두통이 없는 사람들과 비교시 편두통환자가 각각의 동반 정신과질환을 가질 인구기반 확률을 보여준다.

표 10.2 편두통 동반 정신과질환

진단명	위험도(Odds Ratio)
주요 우울증	2.2–3.14
양극성 장애	2.9
모든 불안장애	2.7
공황장애	3.0–5.09
범발성 불안장애	5.3–5.5
광장공포증	2.4–2.5
사회공포증	1.45–3.4

Note: 동반이환 연관성은 삽화성편두통보다 만성편두통에서 일반적으로 더 높다.

이 들 질환의 생애 유병률은, 비록 위험도(OR)는 크지 않지만, 편두통 환자에서 분명히 더 높다. 이는 앞에 나온 정신과질환 중 하나를 동반한 편두통 환자들이 비 편두통 환자들에 비해 더 흔하다는 것을 시사한다.

조짐편두통과 Axis-I 진단 사이에 무조짐편두통보다 더 강한 연관성이 존재한다. 교차비는 특히 양극성장애와 공황장애에서 큰데, 조짐편두통 환자가 무조짐편두통에 비해 적어도 2배의 위험도를 보인다(그림 10.1).

많은 환자들은 특유의 시간적 순서를 갖는데, 처음에 불안(평균 발병연령 12세), 다음 편두통(발병 14세), 그리고 마지막에 우울증(17세 전후 발

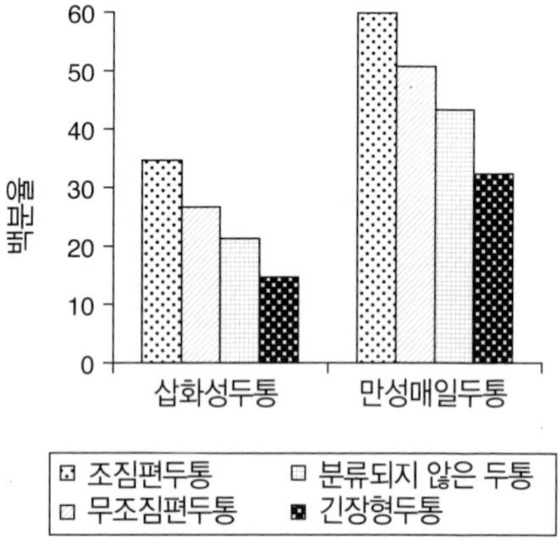

그림 10.1 만성매일두통 대 삽화성 두통 환자의 우울증 위험도

Source: Frequent Headache Epidemiology Study.

병) 순이다. 또한 편두통과 우울증, 편두통과 공황장애 사이에는 양방향 영향이 있다. 우울증이 없는 편두통 환자는 우울증 발생 가능성이 편두통이 없는 사람보다 거의 5.8배 높고, 편두통이 없는 우울증 환자는 편두통 발생 가능성이 우울증이 없는 사람보다 3.5배 높다. 공황장애와 편두통도 비슷한 양방향 연관성을 보이며 공황장애도 편두통 빈도 증가의 위험인자이다.

조짐편두통(무조짐편두통은 아님)은 자살사고와 자살시도 고위험과 관련된다. 조짐을 동반하는 만성매일두통이 있는 청소년은 자살 위험성이 높다.

편두통 환자는 정신과질환에 대한 선별검사를 받아야 한다. 조짐편두통과 만성매일두통은 정신과질환의 독립적 위험인자로 여겨지고, 조짐은 자살과 관련된다.

통증성 질환

통증성 질환은 흔히 편두통과 같이 나타난다. 이 들 통증성 질환에는 과민성대장증후군, 두통, 섬유근통, 그리고 다른 근골격통증이 포함된다. 외래를 기반으로 한 연구에서, 편두통은 섬유근통 및 과민성대장증후군과 관련되어 왔다. 교차 연구에서는 편두통과 만성근골격통증 사이에 연관성이 있었으며(OR≈1.8) 특히 만성매일두통일 때 연관성이 더 높았다(남성: OR = 5.3, 남성: OR = 3.6).

편두통과 하지불안증후군

하지불안증후군의 유병률은 두통이 없는 환자보다 두통(특히 편두통) 환자에서 더 높다(17-22% vs 8-6%). 난치성 편두통 환자는 하지불안증후군의 빈도가 높고(34%), 조짐편두통과 하지불안증후군은 가족성 일치(concordance)를 보인다. 편두통과 하지불안증후군을 동반한 환자는 신경이완제-유발 좌불안석증(akathisia)의 발생위험이 증가할 수 있다.

편두통과 간질

편두통과 간질 사이의 관련성을 시사하는 여러 요소들이 있다. 두부외상은 양쪽 질환의 발생위험을 증가시킨다. 간질 발작은 두통을 일으킬 수 있다. 몇몇 간질유전자는 편두통을 유발한다. 가족편마비편두통(FHM)유전자는 간질 발작의 위험을 증가시킨다. 편두통과 간질은 유전적 또는 환경적 위험인자에 의해 뇌 과흥분성을 나타내는 특징으로 관련될 수 있다. 편두통간질(migralepsy)은 전형적인 편두통 조짐 과정 중 간질발작이 일어나는 것을 말하며, 드물지만 발생할 수 있다. 간질의 가족력이 있는 환자는 그렇지 않은 경우에 비해 편두통 발생위험이 2.4배 높다. 이런 관계는 발생연령, 발작의 분류나 종류(부분 vs 전신), 또는 원인(특발성, 머리외상, 기타)과 무관하다. 간질환자의 가족도 간질이 없는 대조군에 비해 편두통 발생위험이 2.4배 높다.

편두통과 뇌졸중

편두통과 뇌졸중은 모두 뇌혈류 변화, 국소신경학적결손, 그리고 두통과 관련되어 있다. 뇌졸중은 발병 또는 발병전후 두통을 일으키거나 촉발할 수 있다. 지속된 편두통조짐은 실제 편두통성 뇌경색인 뇌졸중을 일으킬 수 있다.

Welch는 편두통성 뇌졸중을 4 분류로 나누었다.

1. 공존하는 뇌졸중과 편두통
2. 편두통의 임상양상을 가진 뇌졸중
   - 증후성 편두통
   - 유사 편두통
3. 편두통이 유발요인으로 작용된 뇌졸중
   - 위험인자 없음
   - 위험인자 존재
4. 불확실한 편두통성 뇌졸중

최근의 연구들을 통해 편두통은 젊은 여성에서 뇌졸중과 관련되며, 특히 조짐편두통에서 더 두드러진다. 편두통의 뇌졸중 발생에 대한 위험성은 흡연과 경구피임약 복용시 증가한다(그림 10.2).

미국 편두통 유병 및 예방에 관한 연구(AMPP) 결과 편두통이 일과성허혈발작과 뇌졸중을 일으키는 위험도는 조짐편두통에 한정된다(표 10.3).

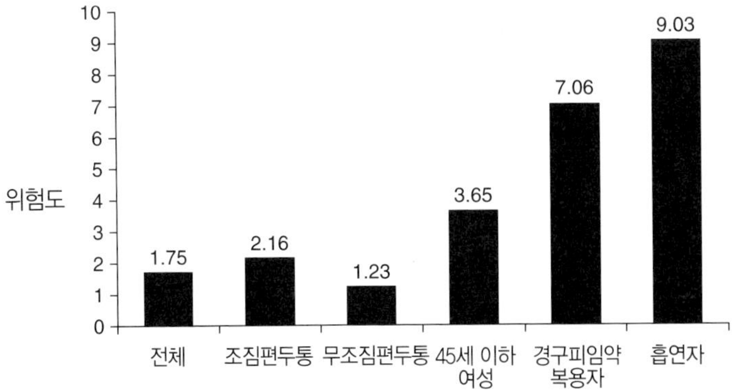

그림 10.2 편두통 여성에서 뇌졸중 위험도(odds ratio).
Source: Schurks *BMJ*, 2009.

표 10.3 편두통에서 일과성허혈발작과 뇌졸중의 위험도(odds ratio)

	전체	조짐편두통	무조짐편두통
일과성허혈발작	1.92[a] (1.50−2.47)	3.36[a] (2.54−4.44)	1.21 (0.99−1.62)
뇌졸중	1.54[a] (1.16−2.05)	2.78[a] (2.02−3.84)	0.97 (0.69−1.36)

[a] 대조군과 비교시 95% 신뢰구간에서 일과성허혈발작과 뇌졸중의 위험도

편두통과 관상동맥질환

AMPP 연구에서 편두통 환자는 심근경색이 발생할 위험도가 일반인에 비해 2.9배(조짐편두통)와 1.9배(무조짐편두통) 높았다. 여성을 대상으로 한 대규모 역학연구에서 위험도는 더 높았으며, 조짐편두통에서만 의미가 있었다.

동반이환의 임상적 의의

편두통이나 만성매일두통을 가진 환자가 정신과질환이 발생할 위험성이 증가한다는 것은 정신과질환에 대한 기본적인 검사를 받아야 한다는 것을 의미하고, 특히 자살위험에 대한 조사가 포함되어야 한다. 주요 동반 정신과질환을 가진 환자는 정신건강 전문가의 돌봄이 필요할 수 있다. 저자들

은 심한 불안증이나 우울증을 가진 환자는 두통과 불안증이나 우울증 모두 동시에 치료하여야 한다고 믿는다.

편두통 환자들 중 심혈관질환의 위험도가 매우 높은 경우에는 에르고타민이나 트립탄을 투여해서는 안 된다. 어느 연령에서 어느 정도의 위험인자가 있을 때 트립탄 사용의 상대적 및 절대적 금기가 되는가와 트립탄에 효과를 보인 환자가 나이가 들어 심장 위험인자가 축적되는 경우 언제 트립탄 처방을 중단해야 하는가에 대해서는 의견이 잘 일치되지 않는다. NSAID 또는 Cox-2 억제제는 심혈관질환 위험도를 증가시킬 수 있다. 하지 불안증후군이 있으면 신경이완제는 상대적으로 금기가 될 수 있다.

REFERENCES

Breslau N, Davis GC. Migraine, physical health and psychiatric disorders: a prospective epidemiologic study of young adults. *J Psychiatric Res.* 1993;27(2):211-221.

Breslau N, Schultz LR, Stewart WF, Lipton RB, Welch KM. Headache types and panic disorder: directionality and specificity. *Neurology.* 2001;56(3):350-354.

Kurth T, Gaziano JM, Cook NR, Logroscino G, Diener HC, Buring JE. Unreported financial disclosures in a study of migraine and cardiovascular disease. *JAMA.* 2006;296(6):653-654.

Schürks M, Rist PM, Bigal ME, Buring JE, Lipton RB, Kurth T. Migraine and cardiovascular disease: systematic review and metaanalysis. *BMJ.* 2009;339:3914.

Silberstein SD, Freitag FG, Bigal ME. Migraine diagnosis and comorbidity. In: Silberstein SD, Lipton RB, Dodick DW, eds. *Wolff's headache and Other Head Pain*. New York, NY: Oxford University press;2008:153-176.

11 편두통과 만성매일두통의 행동치료

서론

일부환자는 생활양식의 변화와 행동적 접근만으로도 편두통을 조절할 수 있다. 대부분의 환자는, 행동요법 외에 다른 치료가 더 필요하더라도, 이런 행동요법을 사용했을 때 급성기 및 예방 약물치료가 더 효과적이라는 것을 알게 된다. 행동치료는 모든 환자에서 적합하지는 않을 수 있다. 따라서 개개인에 맞는 맞춤식 치료계획이 필수적이다.

이완훈련

편두통환자는 흔히 어느 정도의 불안증을 가지고 있다. 이는 동반이환 증상일 수도 있고, 편두통발작에 대한 공포로 인한 불안증일 수도 있다. 스트레스는 편두통을 유발할 수 있으며, 일반적으로 편두통 치료에 부정적인 영향을 준다. 이완요법은 스트레스의 영향을 줄이는데 유용하다. 이들 기법의 대부분은 책(흔히 테이프, CD, 또는 DVD 포함)으로 배울 수 있지만, 면허가 있는 전문가에게 일대일로 훈련받는 것이 추천된다.

가장 간단한 이완운동은 심호흡이다. 조용한 환경에서 긴장을 푼 자세로 환자는 천천히 그리고 깊게 호흡하며 공기와 복근의 움직임에 초점을 맞추고 마음에서 모든 다른 생각을 비우는데 집중한다. 몸과 마음이 완전히 이완될 때 까지 이런 동작을 수 분 간 지속한다.

심호흡을 통해 순차적인 근육이완을 시도한다. 환자는 개별 근육 또는 작은 집단의 근육에 집중하여, 수분에 걸쳐 머리에서 발끝까지 순차적으로 천천히 근육을 이완시킨다.

이미지 훈련은 단독으로 또는 앞서 말한 기술과 함께 사용할 수 있는 방법이다. 환자 스스로 할 수 있도록 숙달될 때까지 진료의는 직접 또는 오디오자료를 이용하여 바닷가나 열대우림 같은 평화로운 풍경들의 상상할 수 있도록 가이드한다. 다시 환자는 마음에서 방해하는 모든 생각을 버리고 이미지의 편안한 아름다움에만 집중한다. 꿈같은 상태가 유도될 수 있으며, 환자는 이완효과를 향상시키기 위해 상상속의 환경과 반응하도록 해본다. 환자는 따뜻한 모래위에 담요를 펴고 몸에 선크림으로 부드럽게 마사지하며 누워서 부드러운 햇살을 즐기는 상상을 하며 동시에 심호흡과 순차적인 근육이완훈련을 할 수 있다. 이런 상상속의 장면은 연습을 통해 생생해지며, 결국 가이드하는 타인의 도움 없이 환자 스스로 수행할 수 있다.

명상

명상을 하면 마음은 더 활발해지지만 몸은 이완상태를 유지한다. 환자는 방해받지 않는 조용한 환경에서 묵상 상태에 들어간다. 일부 환자는 자기탐구를 수행하면서 집중하기 위해 마음속으로 고정 코드명을 계속 반복하기도 한다. 다른이들은 매일 아침 시간을 내서 그 날의 목표와 실천방법을 세우고, 저녁에 목표를 얼마나 잘 성취했는지, 앞으로 더 큰 성공을 위해 어떻게 할지에 대해 묵상한다. 기도는 명상훈련에 포함시킬 수 있다.

최면

최면은 일반적으로 이용되지는 않으나 어떤 환자에서는 도움이 된다. 전문가의 도움으로 시작하지만 일부 환자는 결국 자기최면을 습득할 수 있다. 안내에 따른 이미지 훈련과 비슷한 면이 있지만, 최면의 특징적인 목적은 몸과 마음의 걱정과 기능이상의 원인이 되는 무의식적인 과정을 털어 놓아 자기개선을 위해 생산적이도록 개조하는 것이다.

인지-행동 치료

인지행동치료는 경험 많은 정신건강 전문가의 지도하에 이루어지는 사고와 행동의 상호작용에 대한 의식적인 탐구이다. 중요한 점은 정도에서 벗어나 역효과를 내는 파괴적인 생각과 행동을 확인하고, 지속적으로 인식하면서 치료하기 위한 적극적인 방법을 취하는 것이다. 간단한 예로 금연을 시도하려는 환자가 개인적 생활 중 일부 이행되지 않은 필요가 흡연욕구를 자극한다는 것을 인식하지 못한 경우가 있다. 흡연 충동이 다시 만족되면 죄의식이 들지만, 의지의 실패가 발생하는 한 흡연을 지속하는데 추가적인 해로움은 없다고 합리화하게 된다. 끝난 것은 끝난 것이므로 환자는 그날 나머지는 흡연을 즐기고 금연은 그 다음날 다시 시도하려고 한다. 이런 종류의 실패는 사고와 행동의 이런 불합리한 순환이 처리될 때까지 미래에 같은 종류의 실패를 야기한다.

생체되먹임(Biofeedback)

심박수, 혈압, 피부온도, 근육긴장도의 조절 같은 무의식적인 생물학적 과정은 대개 생체되먹임 훈련으로 변경될 수 있다. 생물학적 지표는 실시간으로 화면에 표시된다. 환자는 화면에 집중하고 출력신호를 변화시키려 시도한다. 이런 기술을 얻으려면 노력과 연습이 필요하지만 한번 습득하게되면 스트레스를 관리하는데 효과적으로 이용될 수 있고 일부 환자는 이 훈련을 통해 두통을 없앨 수도 있다. 생체되먹임은 두통관리에서 가장 잘 연구되고 증명된 행동치료 방법이다.

음식조절

많은 "편두통 식사"가 권유되지만, 이를 뒷받침하는 확실한 과학적 증거는 부족하다. 일반적으로 저자들은 건강하고 균형잡힌 식사를 추천한다. 카페인 섭취를 줄이고, 과량의 알코올, nitrate, monosodium glutamate를 피하는 것은 대부분의 편두통 환자에게 좋은 추천이다. 저체중이나 비만은 편두통 만성화 위험을 더할 수 있다고 알려져 있으므로 정상 신체질량지수를 획득하고 유지하는데 도움이 되는 식사를 고수하는 것이 중요하다.

운동

운동이 두통에 직접적으로 유익하다는 증거는 확보하지 않지만, 규칙적이며 다양한 신체활동은 환자의 체중관리의 유지 뿐만 아니라 에너지수준을 향상시키고 숙면을 촉진하고 스트레스를 감소시키고 신체적 통증과 근육통(예, 섬유근통)을 줄여 환자에게 도움이 된다(물론 운동프로그램을 처음 시작하는데 어려움을 느끼고, 때때로 운동이 편두통을 유발하는 경우도 있으나 대부분 운동을 시작하고 유지하려는 의지를 가지고 있다). 아주 간단한 운동부터 시작하고 적응하면서 점차 단계를 높이도록 조언한다. 첫 단계가 단지 일주일에 한두번 10분간 활기차게 걷는 것일지라도 그것이 시작점이 될 수 있다. 환자는 현실적인 목표를 정할 필요가 있고 운동을 매일 또는 매주 일상의 한 부분으로 만들고 궁극적으로 일주일에 3번 20-30분씩 운동하는 목표로 나아가고 그 후에 일주일에 5-7일 60분 또는 그 이상 운동하는 수준으로 발전시킨다. 에어로빅 컨디셔닝, 근력훈련, 그리고 스트레칭 같은 다양한 형태 운동이 잘 설계된 프로그램에 필수요소이다. 요가는 스트레칭, 근력훈련, 그리고 이완 기술을 결합시키는 우수한 운동이다. 심혈관계 강화운동으로 두통이 유발되는 환자에게는 NSAID를 미리 사용하거나 트립탄을 적절히 사용하도록 한다.

수면

수면과 편두통 사이에는 많은 상호작용이 있다. 수면 단독으로 편두통을 호전시킬 수도 있지만, 편두통은 수면을 방해할 수 있다. 많은 편두통 환자들은 야간 불면증과 주간 졸림을 호소한다. 수면 중단은 흔히 두통을 유발한다. 따라서 규칙적인 수면/기상 계획과 좋은 수면-관련 행동(예, 수면위생)의 유지가 필수적이다. 야간 수면보조제와 주간 각성제를 사용하기 전에 좋은 수면위생 습관에 대해 환자교육을 한다. 규칙적인 운동, 이완 프로그램, 그리고 건강에 좋은 식사 모두가 좋은 수면을 촉진한다는 점을 상기시킨다(표 11.1).

표 11.1 좋은 수면위생 습관을 위한 권고

1. 매일 같은 시간 아침에 일어나고 밤에 잠자리에 든다(아침에 매우 피곤하거나 밤에 많이 졸리지 않더라도).
2. 낮잠을 자지 않는다(아무리 피곤을 느껴도).
3. 주말이나 비번 날 늦잠으로 수면부족을 만회하려고 하지 않는다.
4. 오후나 저녁에 카페인을 피한다.
5. 오후 늦게 격렬한 운동을 피한다.
6. 저녁 늦게 음식을 피한다.
7. 과음하지 않고, 잠을 자려고 술을 마시지 않는다.
8. 몸과 마음이 수면에 준비되도록 취침시간을 일정하게 한다.
9. 침대는 잠자기 위해서만 이용한다(성적으로 왕성하다면 성생활도 포함). 침대에서(그리고 가능하다면 침실 자체에서) 다른 레저 활동을 하지 않는다. 이를 잘 지키면 몸과 마음이 수면과 침대를 더 강하게 연관시키도록 할 것이다.
10. 계속 시계를 보거나 시간이 지나도 잠이 들지 않는 것을 걱정하지 않는다.
11. 20분이 지나도 잠이 들지 않으면, 일어나서 10-15분간 비자극적인 무언가를 하고, 다시 자도록 한다.

두통유발인자 피하기

무엇이 진정한 편두통 유발인자인가에 대하여 많은 부분이 알려져 있지만, 소수만이 과학적 증거로 증명되고 있다. 자세한 두통일기 자료의 정교한 통계분석을 사용한 최근의 전향적 연구에서 편두통 발생위험을 증가시키거나 유발하는 인자로 스트레스, 운동 부족, 저기압, 그리고 하루 3시간 이상의 햇빛 같은 요소들이 확인되었다. 비록 도파민성 전구증상에 의한 것일 수도 있으나, 피곤과 근육긴장 또한 두통 발생을 예측한다. 흥미롭게도 이혼, 프로게스테론-단독 피임, 맥주섭취 등이 두통발생 위험 감소와 관계 있다고 보고되기도 하였다. 흔히 알려진 초콜릿, 치즈, 견과류, 적포도주, 흡연, 다른 냄새, 배고픔, 수면장애 등의 영향은 확인되지 않았다. 물론 증거가 없는 것이 근거가 없다는 의미는 아니다. 환자들이 이들 인자들을 의식적으로 피해서 그 영향을 가렸을 수 있다. 또한 유발인자는 매우 개인-특이적일 수 있다.

많은 편두통 환자들이 피하는 초콜릿은 어떤가? 초콜릿의 생물기원 아민이 두통을 촉발할 수 있거나, 초콜릿의 카페인이 역할을 한다거나, 두통발생 전에 초콜릿을 먹는 것이 단지 시상하부 기원의 편두통 전구 식담일 수 있다고 제시되어 왔다. 이중맹검대조 연구결과 초콜릿은 편두통을 더 유발하는 것 같지 않았다.

실제든 알려진 것이든 많은 가능한 편두통 유발인자들은 자세히 검토해야한다. 일단 한 환자에서 유발인자가 확인되면, 그는 가능한 한 해당 유발인자를 피할 수 있고 이전에 회피했던 환경이나 음식물의 즐거움을 다시 얻을 수 있다.(표 11.2)

표 11.2 인지 및 행동치료 권고사항(미국신경과학회 진료지표)

- 이완훈련, 이완훈련을 동반한 온열 바이오피드백, 근전도 바이오피드백, 그리고 인지-행동치료는 편두통예방을 위한 치료옵션으로 고려될 수 있다(A 등급). 특정 환자에 이들 중 어떤 방법을 사용할 것인지에 대한 특정권고는 할 수 없다.
- 행동치료는 편두통 경감을 위한 추가적 임상호전을 위해 예방약물요법과 병행할 수 있다(B 등급).
- 편두통 예방 및 급성기치료에서 최면, 침술, 경피전기신경자극, 지압 또는 osteopathic 경추교정, 교합교정, 고압산소요법 등에 관한 증거에 근거한 치료권고는 아직 가능하지 않다.

많은 편두통환자는 약물치료를 시작하기 전이나 약물치료 중에도 두통 조절을 위해 비약물요법을 시도한다. 행동치료는 3개의 큰 범주로 나누어 진다 : 이완훈련, 생체되먹임치료, 인지행동(스트레스관리)훈련. 물리치료는 침술, 경추교정, 그리고 운동치료가 포함된다. 이들 치료는 다음의 특징 중 하나 이상을 보이는 두통환자에서 옵션이다.

- 비약물치료를 선호한다.
- 특정 약물치료에 내성(tolerance)이 나쁘다.
- 특정 약물치료에 의학적 금기일 경우
- 약물치료 효과가 불충분하거나 없을 경우
- 임신, 계획된 임신, 또는 수유
- 두통문제를 악화시킬 수 있는(또는 다른 약물치료의 효과를 저하시킬 수 있는) 진통제나 급성기 약물을 오랜 기간, 자주, 또는 과용한 경우
- 상당한 스트레스 또는 스트레스 대처기술이 부족한 경우

REFERENCES

Andrasik F, Buse DC, Grazzi L. Behavioral medicine for migraine and medication overuse headache. *Curr Pain Headache Rep*. 2009;13(3):241-248.

Busch V, Gaul C. Exercise in migraine therapy—is there any evidence for efficacy? A critical review. *Headache*. 2008;48(6):890-899.

Nestoriuc Y, Martin A, Rief W, Andrasik F. Biofeedback treatment for headache disorders: a comprehensive efficacy review. *Appl Psychophysiol Biofeedback*. 2008;33(3):125-140.

Silberstein SD, Edlund W. Practice parameter: evidence-based guidelines for migraine headache(an evidence-based review): report of the quality standards subcommittee of the American academy of neurology. *Neurology*. 2000;55(6):754-762.

Wöber C, Brannath W, Schmidt K, et al. Prospective analysis of factors related to migraine attacks: the PAMINA study. *Cephalalgia*. 2007:27(4):304-314.

12 응급실에서 보는 두통

서론

두통을 주소로 응급실을 방문하는 환자들은 흔히 심하거나 참기 힘든 편두통을 보인다. 이 환자들은 자주 불충분한 관리를 받아온 원발두통질환인 경우가 흔하다. 그러나 응급으로 두통이 나타날 경우 생소한 원발두통과 이차 원인의 두통을 항상 고려해야 한다.

임상양상이 원발두통질환의 진단기준에 적합하다 할지라도 가능한 두통의 이차 원인을 시사하는 위험신호(red flags; SNOOP으로 기억하라. 3장 참조)에 대한 평가가 중요하다. 지주막하출혈은 편두통과 비슷할 수 있고 편두통 치료로 호전될 수도 있다. 진단평가가 완료되기 전에 시행한 치료에 대한 반응은 기존질병의 위험도에 대한 잘못된 인식을 줄 수 있고, 근본원인이 확인도기 전에 환자가 호전되는 경우 치명적인 결과를 가져올 수 있다. 갑자기 발생한 두통(벼락두통)을 확인하여야 한다. 없다면 경부강직이 있는지 확인하여야 한다. 진찰시 다음 사항에 특히 유의하라.

- 활력징후: 발열, 고혈압, 저혈압
- 경동맥 및 척추동맥: 압통 유무 촉진, 잡음(bruit) 유무 청진
- 측두동맥: 압통 및 박동성 촉진
- 신경진찰
  - 정신상태: 의식수준, 망상 또는 환각 존재
  - 안저, 동공: 유두부종, 망막출혈, 동공 비대칭 및 반응성
  - 눈: 복시, 이향주시(dysconjugate gaze), 충혈, 시야결손
  - 목: 근육연축과 뇌막자극으로부터 목 경직(stiffness)을 구별
  - 사지: 국소위약 또는 감각소실, 사지 운동실조, 비대칭 반사, 바빈스키 징후
  - 보행과 기립: 보행실조, 편마비, Romberg 징후

진단적 접근

병력과 진찰 상 위험신호가 없는 합병증을 동반하지 않는 편두통(uncomplicated migraine)은 진단검사가 필요하지 않고 간단히 치료하기에 적합하다.

표 12.1 편두통 진단의 강력한 예측인자들

- 구역
  - 두통이 있을 때 구역이나 속(위장)이 불편한 증상이 있는가?
- 장애정도
  - 지난 3개월 동안 두통으로 인해 하루이상 일상 활동에 제한을 받았는가?
- 빛공포증
  - 두통이 있을 때 밝은 빛에 괴로움을 느끼는가?

    3가지 증상 중 2가지를 가지면: 93%

    3가지 증상 모두 가지면: 98%

평가

환자가 편두통을 가지고 있는가? ID Migraine™으로 불리는 간단한 3가지 질문 목록은 적절한 민감도(81%)와 특이도(75%)를 지닌 선별검사 도구로 편두통 유무에 대한 뛰어난 양성예측도(93%)를 가진다(표 12.1).

응급실을 방문한 환자는 이미 두 번째 질문(장애정도)은 충족시키므로, 단순히 구역과 빛공포증이 있는지를 물어보아도 편두통 쪽인지 확인할 수 있다. 심한 비편두통성 두통을 보이는 응급실 환자는 군발두통일 수도 있다; 빛공포증과 구역이 없다면 이를 고려하라. 그러나 군발두통 환자 중 일부는 편두통의 특징도 보인다. 전형적인 군발두통 발작은 3시간 이상 지속되지 않으므로, 대부분 발작이 끝난 후 검사하러 오게 된다.

치료에 실패한다면, 진단의 정확성에 의문을 가지고 더 자세한 진단평가를 진행한다. 일차 진단이 맞는지 그리고 위험신호 중 놓친 것이 없는지 확인하기 위해 병력청취를 다시 한다. 진단이 정확한 것 같고 다른 위험신호가 없다면, 다른 치료를 시도한다. 그러나 치료에 반응하지 않는다면 위험신호를 고려할 수 있다.

전신증상(발열, 체중감소), 이차 위험인자(HIV, 면역억제, 기존의 암)

두통에 동반되는 전신증상은 중추신경계로 침투하여 두통을 유발하는 광범위한 감염, 진물이나 또는 HIV처럼 중추신경계감염에 취약하게 만드는 심각한 기존 내과질환을 시사할 수 있다. 비록 대부분의 두통이 원발 및 전이성 뇌종양에 의해 유발되거나 악화되지는 않지만, 뇌종양의 20%에서 최초 증상이며, 최종적으로 60%의 환자에서 동반된다. 편두통 환자는 뇌종양

두통에 더 민감할 수 있다.

신경학적 증상/징후(의식변화, 국소 신경결손)

뇌졸중 같은 두개내 병변은 배제되어야한다. CT는 신속한 검사가 가능하고 대부분의 두개내 급성병변을 확인할 수 있으므로 가장 좋은 첫 검사이다. CT 결과 음성이거나 결론을 내릴 수 없으면 MRI 검사를 실시한다. 종양, 급성 탈수초성 병변, 그리고 저뇌척수액압력/용량(경수막 조영증강 소견)의 진단에는 조영증강이 도움이 된다. MR Arteriography로는 중간 또는 큰 크기의 동맥류와 동맥박리를 확인할 수 있다. MR venography은 정맥동혈전증 또는 협착을 볼 수 있다. MRI 검사의 금기증이 있으면 조영증강 CT, CTarteriography(CTA), CTvenography정맥조영술(CTV)을 실시한다.

발병(시작)–갑작스런 또는 순간적인

"벼락두통"은 양성질환일 수 있지만, 몇 가지 이차성 원인을 배제해야한다. 감별진단으로는 지주막하출혈, 비파열성 두개내동맥류, 동맥류확장 또는 혈전증, 경부동맥박리, 뇌정맥혈전증, 경사내후방(retroclival) 혈종, 뇌하수체졸중, 뇌졸중, 가역적뇌혈관수축증후군, 자발성뇌척수액누출, 고혈압위기, 두개내감염, 제3뇌실의 콜로이드낭종 등이 있다. CT, 요추천자, 그리고 MRI(MR Arteriography 및 MR venography 포함)로 대부분의 경우 이들 원인을 배제 또는 확진할 수 있다.

나이–50세 이후의 새로운 또는 진행성

편두통 유병률은 중년에 가장 높지만, 발병률은 50세 이후에는 떨어진다. 거대세포동맥염은 전형적인 원발두통과 구별이 어려울 수 있는 새로운 또는 진행성 두통을 보이는 노년기 질환이다. 흔하게 압통을 보이는 단단한 무박동 측두동맥, 턱파행, 전신성 징후, 그리고 시각증상이 나타난다. 영구적인 신경후유증, 특히 실명과 뇌졸중 예방을 위해 빨리 진단하고 치료하는 것이 중요하다.

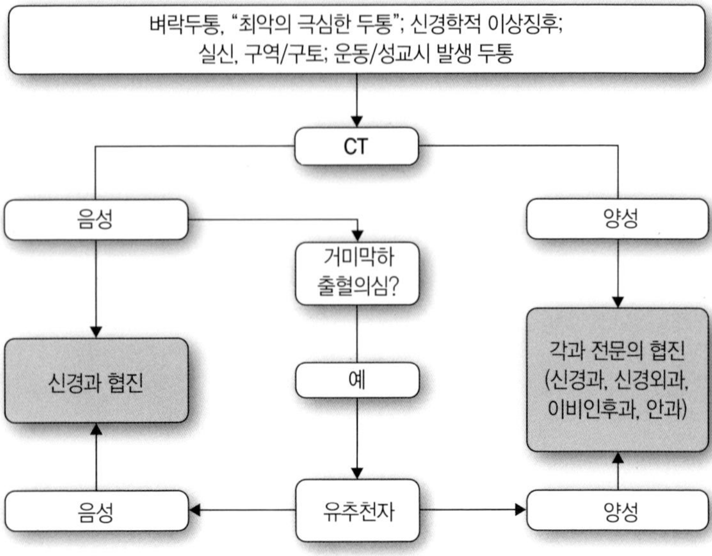

그림 12.1 첫 번째 형태

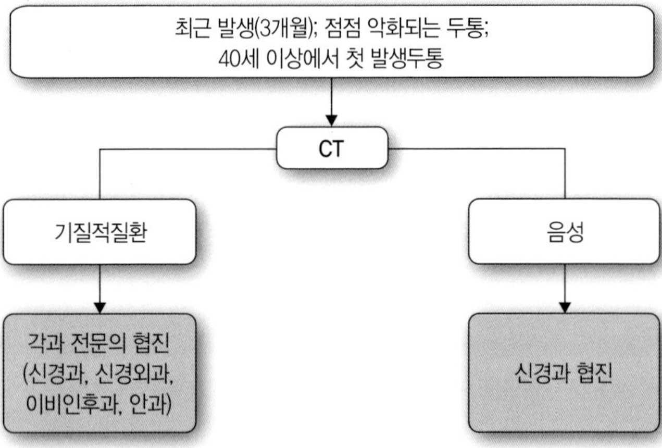

그림 12.2 두 번째 형태

이전 병력–첫 번째, 새롭게 생겨 진행하는, 또는 환자의 기존두통과 다른 양상

환자가 이전에 가진 두통과 다른 두통양상을 보이면 추가 검사가 필요할 수 있다.

Dutto 등은 응급실에서 비외상성두통을 분류하는 효과적인 방법을 제시하였다. 그들은 'SNOOP'의 필수요소를 반영하는 3가지 형태로 환자를 나누었다. 첫 번째 형태는 심한 두통을 호소하는 환자(최악의 극심한 두통); 벼락두통; 임상 이상소견(국소 또는 전신)을 동반한 두통; 두통 발생시 구

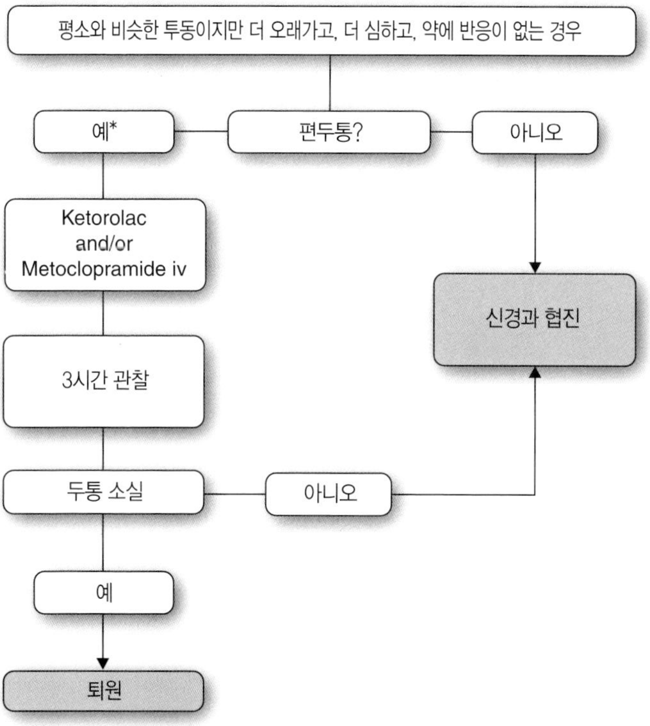

그림 12.3 세 번째 형태.

Source: Dutto L, Meineri P, Melchio R, Bracco C, Lauria G, Sciolla A, Pomero F, Sturlese U, Grasso E, Tartaglino B. Nontraumatic headaches in the ER: Evaluation of a clinical pathway. Headache 2009;49;1174-1185

토나 실신을 동반한 경우; 힘쓰는 운동이나 성교시 발생한 두통 등이 포함된다(그림 12.1; 3장 참조).

두 번째 형태는 최근(수주 또는 수개월) 발생한 두통; 점점 악화되거나 지속적인 두통; 40세 이상으로 첫 두통 발작을 호소한 경우가 포함된다(그림 12.2).

세 번째 형태는 기존의 두통질환 병력이 있으며 과거와 매우 비슷한 형태의 두통발작이 발생하였으나, 두통의 지속시간, 강도가 다르거나 평소의 진통제 치료에 반응이 없는 경우가 포함된다(그림 12.3).

치료

편두통은 두통소실을 위해 여러 종류의 약물 복합처방 또는 2시간 후 추가 용량이 필요하다. 표 12.2에는 정주 약물치료(13장)의 몇몇 예가 나와 있다. 급성군발두통에는 산소요법 또는 피하 sumatriptan을 사용한다(14장). 이차두통은 기저 원인을 치료/조절하고 두통은 대증적으로 치료한다. 원발두통의 거의 모든 경우에서 아편유사제는 사용하지 않도록 한다. 예외로 임신, 외상, 드문 형태의 두통증후군이 있다. 대부분의 원발두통질환은 아편유사제 노출로 악화될 수 있다. 더구나 동물실험에서 아편유사제를 투여한 쥐는 투여한 환경의 장소에 대해 선호현상을 나타냈다; 이를 사람에 적용하면, 두통치료를 위해 아편유사제를 사용하면 응급실을 더 자주 다시 방문하게 될 것이다.

REFERENCES

Dutto L, Meineri P, Melchio R, et al. Nontraumatic headaches in the emergency department: evaluation of a clinical pathway. *Headache*. 2009;49(8):1174-1185.

Kelly AM. Migraine: pharmacotherapy in the emergency department. *J Accid Emerg Med.* 2000;17(4):241-245.

Lipton RB, Dodick D, Sadovsky R, et al. A self-administered screener for migraine in primary care: the ID migraine™ validation study. *Neurology*. 2003;61(3):375-382.

Schankin CJ, Ferrari U, Reinisch VM, Birnbaum T, Goldbrunner R, Straube A. Characteristics of brain tumour-associated headache. *Cephalalgia*.

표 12.2 편두통 종결 치료

A. *NSAIDs 와 코르티코스테로이드* : 비특이 진통제, 간 또는 신기능장애, 당뇨, 위염 환자에서 주의 권고. 다음 중 한가지 선택:
   a. Ketorolac(Toradol) 30 mg 정주
   b. Methylprednisolone(Solu-Medrol) 100 to 200 mg
   c. Dexamethasone(Decadron) 10 to 40 mg

B. *신경이완제* : 단독 사용 및 구역을 조절하기위해 DHE 사용 전처치; diphenhydramine (Benadryl) 25-50 mg, lorazepam(Ativan) 0.5-1 mg, 그리고/또는 benztropin 1 mg 좌불안석증을 완화하기위해 신경이완제 사용 전에 투여; 심전도검사를 해야 하며 여성 QTc>460, 남성>450 경우 사용을 피할 것(metoclopramide는 QTc를 연장시키지 않으므로 예외).
   a. Metoclopramide(Reglan) 10 to 20 mg 정주
   b. Prochlorperazine(Compazine) 10 to 20 mg 정주, 근주
   c. Droperidol(Inapsine) 0.625 to 2.5 mg 정주 or 근주
   d. Chlorpromazine(Thorazine) 12.5 to 100 mg 경구, 정주(최대 50 mg 까지만; 통증 발생하므로 근주하지 말 것)
   e. Haloperidol(Haldol) 1 to 10 mg 정주

C. *DHE* 0.5 to 1 mg IV push : 편두통 특이적이나 군발두통에서도 도움이 된다; 이전 24시간 이내에 트립탄을 사용했으면 투여해서는 안 된다; 금기증(심근경색증 또는 뇌졸중 병력이 있거나 위험도가 높은 환자)

D. *항간질약* : 빠른 속도로 주입(10-20분 이상)이 도움이 될 수 있다.
   a. *Valproic acid* : 500-1000 mg, 군발두통에서도 도움이 될 수 있다.
   b. *Levetiracetam* : 1000-2000 mg, 최대권고용량은 하루 3000 mg (비록 더 높은 용량이 사용되기도 하지만),

E. *Magnesium sulfate* : 1 to 2 g IVPB(정맥에 화상과 소작성 경향이 있음)

2007;27(8):904-911.

Schwedt TJ, Matharu MS, Dodick DW. Thunderclap headache. *Lancet Neurol.* 2006;5(7):621-631.

13 주사요법과 입원치료

두통은 경미한 정도부터 참기 힘들정도로 극심한 형태까지 다양하다. 심한 경우 일부 환자들은 두통이 너무 심하고 몸이 쇠약해져 외래에서 치료할 수 없고 입원이 필요하다. 입원치료 프로그램은 두통전문가가 있는 대부분의 국가에서 가능하다. 정규치료 프로그램이 없는 경우 원발두통을 치료하기 위해 비계획적인 입원을 한다(표 13.1).

두통환자는 여러 이유로 입원한다. 그 이유는 다음과 같다:

- 편두통지속상태: 삽화성 편두통이 3일 이상 지속되고 응급실치료나 주사치료를 포함하는 여러 가지 외래치료에 반응하지 않는 경우
- 만성매일두통(변형편두통, 만성긴장형두통, 신생매일지속두통, 또는 지속반두통) 또는 외상후두통으로 다음 사항 중 해당될 때:
  - 심한 장애(일을 할 수 없거나 결근)를 보이며 다수의 외래치료와 2일 이상의 주사 센터치료에 실패한 경우
  - 약물과용으로 외래치료가 너무 위험부담이 크거나 성공확률이 낮을 때
  - 정신과 또는 내과질환으로 인해 외래치료가 위험부담이 있거나 성공확률이 낮은 경우
- 난치성 군발두통

표 13.1 입원두통치료프로그램을 가진 국제두통학회 회원국

입원			비입원
아르헨티나	프랑스	폴란드	캐나다
호주	독일	루마니아	터키
오스트리아	그리스	러시아	요르단
벨기에	헝가리	슬로바키아	포르투갈
보스니아	인도	스페인	
브라질	이스라엘	스웨덴	
불가리아	이탈리아	대만	
중국	일본	우크라이나	
크로아티아	카자흐스탄	영국	
체코	라트비아	미국	
덴마크	필리핀		

Source: Modified from The International Headache Society and The European Headache Federation, 1995.

- 외래치료에 반응 없는 지속적 편두통조짐
- 뇌손상 가능성을 가진 이차두통(예, 벼락두통에서 동맥박리 때문에)
- 진단이 의심스럽거나 불확실하고 두통의 안 좋은 원인이 의심될 때

입원치료는 주로 진통제과용(또는 과용 위험성이 높은) 환자에서 실시하므로, 입원환자는 NSAID 이외의 진통제는 사용하지 않도록 한다. 입원환자는 아편유사제, 바비츄레이트, 심지어 아세트아미노펜도 처방하지 않는다. 이런 약제를 투여하는 것은 잘못된 메시지를 줄 수 있다; 환자는 급성기 약물과용을 피하기 위해 입원해 있는 것이다. 이런 환자들은 이미 매일 두통을 겪고 있고 대개 진통제과용 상태로 이런 약제의 사용은 다른 치료(DHE 정주 같은)의 효과를 떨어뜨릴 수 있다.

저자들의 프로그램에서 전형적인 입원환자에게 다음 약제를 투여한다:

- 정주 신경이완제/구역조절 약제(흔히 metoclopramide), 이어서 DHE 매 8시간마다 정주
- 일부 진정작용이 있는 약제 필요시(PRN) 처방(즉, 경구 chlorpromazine, 정주 droperidol, 또는 경구 olanzapine)을 심한 두통일 경우 DHE 투여 사이에 사용할 수 있다.
- 아편유사제나 바비츄레이트 신체에 의한 금단증상을 피하기 위한 약제

수일이 지나도 두통이 호전되지 않으면, 처방을 강화하거나(즉, 스테로이드 정주 추가) 바꾼다(DHE 사용의 금기, 과거 DHE 정주치료에 실패, 또는 장기간 입원이 필요할 경우 lidocaine 정주 사용).

입원치료의 목표는 퇴원시 환자의 두통이 소실되거나 최소화(즉, 1/10)되는 것이다. 일부 환자에서 두통양상과 통증관련행동을 변화시켜 성공적인 외래치료를 가능하게 하는 것을 목표로 한다. 입원치료는 환자의 삶을 극적으로 호전시키며 회복으로 이르는 길로 들어서게 한다.

주사치료를 제공하지 않는 센터에서 평균 입원일수는 약 3일이다(대부분의 환자는 3-4일째에 완전히 두통이 소실되고 24시간 경과 후 퇴원한다.). 난치성두통환자를 치료하는 대부분의 지역두통센터에서 입원기간은 7-21일이다. 입원기간과 관련해 한 가지 제약은 반복적인 정주 DHE 사용에 대한 안전성에 관한 것이다: 7일(21mg; 3mg/일 × 7일)이상 사용의 안전성은 아직 확립되지 않았다. 더구나 환자의 두통에 관해 가능성은 5-6일 이

후 감소한다. 정주 lidocaine 사용이 증가하면서(많은 환자에서 치료에 반응하기 시작하는데 수일이 걸리므로) 장기입원(8일 이상)이 늘어났다.

금기증이 있거나 입원 전 DHE 과용인 경우가 아니라면 저자들의 환자들은 대부분 DHE를 처방받는다. DHE의 금기증은 관상동맥질환, 말초혈관질환, 잘 조절되지 않는 고혈압, 큰 혈관 또는 중간크기 혈관 뇌졸중, 지속시간이 긴 조짐(aura) 또는 기저형편두통 등이다. 병원에서 DHE를 투여받는 환자는 치료 시작 전 심전도검사를 받아야 한다. 48시간 이후에도 효과가 없다면 처방을 바꾸거나 methylprednisolone, ketorolac, 또는 정주 valproic acid를 추가하여 강화한다. 다른 치료전략으로 olanzapine 지속처방, chlorpromazine 정주, 또는 신경이완제/항구토제 증강처방이 있다.

모든 만성매일두통 또는 외상후두통 입원환자는 정신과/심리학 협진을 받는다. 협진의는 5 Axis DSM IV 진단, 환자에 적합한 외래 행동치료계획, 그리고 정신약물학적 조언을 제공한다. 드물게 심리학자와 정신과의사의 협진을 받지 않는 경우가 있다(예, 이차두통 또는 삽화성 군발두통).

심하지 않은 환자는 주사센터에서 치료할 수 있다. 주사센터치료는 다음과 같은 경우에 실시한다:

- 편두통지속상태로 일을 하거나 학교에 갈 수 없을 때, 집에서 한 가지 이상의 구제약에 효과가 없을 때
- 만성매일두통으로 상당한 장애를 보일 때
- 단순진통제나 소량의 butalbital, 트립탄, 또는 아편유사제에 의한 약물과용두통일 때
- 운동증상이 없는 지속조짐으로 진행성으로 악화되지는 않을 때

주사센터치료의 목표는 입원치료와 비슷하다. 많은 다른 약물이 사용되지만(표 13.2), 약물은 더 짧은 시간동안에 집중되고(즉, DHE 2 mg 3시간이내, droperidol 7.5 mg 4시간이내) 빠른 증상조절을 위한만큼 부작용은 더 많을 수 있다. 주사센터치료 후 환자들은 운전을 금지하며, 친구나 친척이 집에 데려다 주도록 권유하고, 덜 진정되는 약제를 사용했거나 진정에서 회복되도록 추가 시간을 휴식한 경우 대중교통은 이용할 수 있도록 한다. 통증이 너무 심해 집으로 퇴원하기 곤란하면 주사센터에서 병실로 입원하기도 한다. 드물게 부작용 때문에 주사센터에서 입원이 필요한 경우도 있다.

표 13.2 제퍼슨두통센터에서 사용하는 심한 두통환자의 입원 및 주사센터 치료

주요 분류 및 약물들

- Neuroleptics
    - Haloperidol
    - Chlorpromazine
    - Droperidol
    - Prochlorperazine
    - Olanzapine
    - Metoclopramide
    - Promethazine
- Dihydroergotamine
- Steroids
- Nonsteroidal anti-inflammatory drugs
- Magnesium sulfate
- Valproic acid
- Levetiracetam
- Lidocaine
- 신경차단 and/or 유발점주사를 위한 국소마취제
- 보조약제(두통에 효과는 적다)
    - Ondansetron
    - Lorazepam
    - Benzotropine
    - Diphenhydramine
    - Clonidine
    - Phenobarbital
    - Atropine diphenoxylate

입원치료의 목적은 가장 효과적인 치료를 찾아내는 것이며, 위험인자를 조절하고 심한 부작용을 피하면서 입원기간을 단축하는 것이다. 신경이완제 정주가 입원치료 처방의 근간이므로 저자들은 다음의 관찰을 실시한다:

신경이완제

1. **효과** : 두통통증에 대한 효과

더 효과적 ↑		24시간 최대용량 (두통센터에서)
	▶ haloperidol 정주 (1−5 mg 매 6−8시간 마다)	100 mg
	▶ chlorpromazine 정주 (12.5 to 50 mg 매 6−8시간 마다)	50 mg

- ▶ IV droperidol
  (0.625 to 2.5 mg 매 6−8 시간마다) 10 mg
- ▶ IV prochlorperazine
  (5−10 mg 매 6−8시간 마다) 40 mg
- ▶ IV drip chlorpromazine
  (12.5 to 50 mg 매 6−8 시간마다) 400 mg
- ▶ po olanzapine
  (5−10 필요시, 최대 20 mg in 24시간 마다) 20 mg
- ▶ po chlorpromazine(25−50 mg) 400 mg
- ▶ IV metoclopramide(10 mg) 60 mg
- ▶ IV promethazine(12.5−50 mg) 100 mg

덜 효과적

2. **부작용:**

a) **진정(sedation)**

더 진정됨

- ▶ chlorpromazine 정주
- ▶ droperidol 정주
- ▶ promethazine 정주
- ▶ chlorpromazine 경주
- ▶ haloperidol 정주
- ▶ prochlorperazine 정주
- ▶ olanzapine 경주
- ▶ metoclopramide 경주

덜 진정됨

b) ***근육긴장이상/좌불안석*** 근육긴장이상(dystonia)은 관절의 움직임을 유발하는 근육군의 불수의적 지속적 수축이다. 좌불안석(akathisia)은 움직이고 싶은 욕구를 동반하는 내적 불안(안절부절) 느낌이다. 이들은 가장 흔한 신경이완제 부작용 중 하나이다.

더 나타남

- ▶ Haloperidol
- ▶ Droperidol
- ▶ Prochlorperazine
- ▶ Metoclopramide
- ▶ Chlorpromazine
- ▶ Promethazine
- ▶ Olanzapine

덜 나타남

아편유사제가 중단된 환자는 종종 좌불안석과 움직이고 싶은 욕구를 경험한다. 감별진단에는 아직 진단받지 않은 하지불안증후군(restless leg syndrome)이 있다. RLS는 방에 주로 나타나며 움직일때 증상이 없어지는 것으로 좌불안석증과 감별된다. 일반적으로 도파민차단제는 본 증상을 악화시킨다. 이러한 경우 저자들은 신경이완제를 중단하거나 입원치료를 시도하기 보다는 gabapentin 또는 clonazepam을 취침시 추가한다. 환자가 하지불안증후군 때문에 도파민작용제를 사용하고 있었다면 저자들은 대개 입원기간 중 clonazepam으로 교체한다.

c) ***항콜린성 부작용***

더 나타남

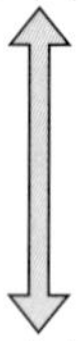

덜 나타남

- ▶ Chlorpromazine
- ▶ Promethazine
- ▶ Prochlorperazine
- ▶ Droperidol
- ▶ Metoclopramide
- ▶ Olanzapine

입원 중 중요하게 고려해야 할 점은 QTc가 500 ms 이상으로 연장되는 것이다. 이는 Torsades de pointes으로 이어질 가능성이 있는 위험인자로 입원두통환자에 통상적으로 사용되는 여러 약물에 의해서도 유발될 수 있다. 저자들은 QTc 연장을 확인하기위해 매일 심전도를 실시한다. QTc 연장이 나타나면 약물용량을 조절한다.

- *QT 연장*: droperidol>>chlorpromazine + prochlorperazine>기타; olanzapine은 확실치 않고; metoclopramide는 없다. metoclopramide 이외의 신경이완제를 처방받는 환자는 처방시작 전 그리고 그 후 매일 심전도검사를 실시한다. 혈중 Mg, Ca, K 농도를 확인해야한다(K>4.0). QTc 450 이상은 "gray zone"(중단 또는 감량)이고 QTc 500 이상은 "red zone"(절대 금기)이다. 서맥, 심전도이상, 저마그네슘혈증, 저칼륨혈증, 그리고 QTc 60 ms 이상 변화는 QT 연장증후군과 관련된 Torsades de pointes의 다른 위험인자이다.
- QT 연장을 일으킬 수 있는 다른 약물은 다음과 같다:
    - Methadone
    - Clarithromycin
    - Erythromycin
    - Venlafaxine
    - Tizanidine
    - Azithromycin
    - Levofloxacin

- Lithium
- Ondansetron

■ *지연좌불안석증(tardive akathisia)의 위험*: theoretically haloperidol > droperidol > prochlorperazine > metoclopramide > chlorpromazine > promethazine > olanzapine

DHE는 5HT1작용제(따라서 항편두통제); 도파민작용제(따라서 구역유발); 그리고 알파-아드레날린차단제이다. 입원환자의 용량은 매 8시간마다 0.2-1.0 mg 정주(일반적으로 처음에 0.5 mg, 특별한 부작용 없으면 1시간 후 반복, 그 후 증량) 하루 최대 3 mg이다; 입원 중 연속 7일 이내로 제한한다. 주사센터에서는 DHE를 반복할 수 있고 2-3시간 안에 2 mg까지 줄 수 있다. DHE는 혈관수축제(정맥>>동맥)로 레이노질환이 있으면 주의해서 사용해야 한다. 심장 및 뇌졸중 위험도를 평가해야 한다. 흉부증상은 흔하고 비특이적 증상으로 협심증이 의심되는 경우를 제외하고는 진단적 검사를 필수적으로 시행하지는 않는다. DHE 투여 후 홍조반응-목, 가슴, 얼굴, 또는 가끔 전체 몸통에 따뜻한 기운이나 압박감이 나올 수 있다. 이 반응은 해당 용량에 처음 노출되었을 때 가장 심하다. 이 부작용은 지속적 사용에 대한 금기증은 아니고 사용하면서 점차 감소되는 경향을 보인다(정주>>근주>>비강내). 구역은 DHE 처음 사용시 종종 발생하지만 이후 사용하면서 감소한다(정주>>근주>>비강내). 설사는 대개 수일 후에 발생할 수 있다(주사센터에서는 최소화하기위해 3시간 간격을 둘 수 있다). 다리가 아프거나 쑤시는 증상이 나올 수 있다.

코르티코스테로이드. 일반적으로 정주 methylprednisolone를 매 12시간마다 100-200 mg, 3일까지 사용한다. 하루 2번 혈당은 검사하고 인슐린으로 조절한다. 위장관출혈이 스테로이드 사용시 문제될 수 있으므로 위장관보호 약제를 투여한다(H2차단제 또는 PPI). 드물게 조증이 활성화되거나 다른 정신과 증상이 나타난다. 이런 합병증의 위험이 있는 환자를 확인하기위해 정신과협진을 실시한다.

NSAIDs. NSAIDs를 너무 오래 사용하면 위장관출혈이나 신장손상의 위험이 증가한다. ketorolac 30 mg 정주를 최대 연속 3일 이내로 제한하여 사용한다. 코르티코스테로이드와 병용하지 않고 위장관 보호제를 사용한다.

Magnesium sulfate는 안전하지만 효과는 적다. 정맥을 경화시키는 경향이 있어 PICC line을 가지고 있거나 곧 퇴원할 경우 투여하는 것이 좋다. 입원 중 매 8-24시간마다 1 g을 정주한다. 신부전이 있으면 금기이다. 매일 반사를 모니터하고(소실되면 너무 많이 투여한 것) 3일 후 농도를 측정한다. 부작용이 없다면 정상 최고 마그네슘농도의 1.5배를 허용한다.

정주 valproic acid는 일회 또는 반복투여로 효과를 나타낼 수 있다. 보통 250-500 mg 정주로(1회 용량, 종종 반복할 수 있다; 최근 매 8시간마다 투여 효과도 발표됨) 투여한다. 500-1000 mg IV rapid infusion(10분 이상 주입되도록 속도조절) 할 수도 있다. 지속적 사용시 떨림, 뇌병증, 그리고 구역유무를 확인한다; 투약 중단 및 암모니아 농도 확인을 고려한다. 저자들은 정주 lidocaine이 가역적 뇌병증의 발생위험을 증가시키는 것을 관찰하여 이 조합을 피한다.

정주 levetiracetam. 한 포스터 발표에서 정주 levetiracetam이 심한 편두통치료에 효과있다고 보고하였다. 용량은 1000 mg이며(한 증례연구에서는 1회 용량으로 2000 mg 사용) 부작용은 적었다. 한가지 염려는 드문 불쾌감(dysphoria)/기분변화의 가능성이다.

정주 lidocaine은 여러 증례연구에서 효과를 나타내었다. 저자들은 모니터링을 시작하고, 약물치료 시작 전 심전도, 마그네슘, 칼륨 측정을 하며, 매일 심전도를 측량하며, 매 2-4일 또는 필요에 따라 혈액검사를 실시한다. 4시간동안 lidocaine 분당 1 mg으로 시작하고 이어서 분당 2 mg으로 **증량**한다. 다음날 아침 lidocaine 농도를 측정하고 이후에는 용량변경시 또는 임상소견상 필요할 때 검사한다. 저자들의 경험으로는 lidocaine 농도가 "치료범위"의 상한선에 가까울 때 더 효과가 좋은 경험이 있다(약 4-5).

부작용은 흔하고 원칙적으로 중추신경계에 영향을 주어 흐린시력, 떨림, 생생한 꿈, 환각, 그리고 정신병이 나타날 수 있다. 빈맥이 나타날 수 있지만 일반적으로 약물중단으로 이어지지는 않는다.

국소마취제(신경차단 그리고/또는 유발점주사용)

큰후두신경차단은 편두통, 군발두통(코르티코스테로이드 병용), 그리고 외상후두통에서 효과가 있다. 다른 연구에서는 척추주위근육주사가 효과 있었다. 환자가 호전되기 시작하면 후두신경차단은 유용한 치료제의 역할을 한다.

부작용

일부 부작용은 응급치료가 필요하다. 뇌병증은 valproate 또는 lidocaine에 의할 수 있다. 심한 진정은 진정유발약물의 감량 또는 다른 약물로 교체하여 치료한다. 항콜린성중독은 코르사코프 기억상실증후군으로 나타날 수 있다. 이는 lorazepam 또는 valproic acid에 의해 악화될 수 있지만, 빨리 회복된다.

세로토닌증후군은 의식, 행동, 자율신경기능, 그리고 신경근육활동성의 변화를 보일 수 있다. 신경근육기능의 변화는 가장 흔히 보고되는 증상으로 근간대경련, 간대를 동반한 반사항진, 근육강직, 특히 양하지의 근육 강직이 있다. 착각 또는 초조와 같은 인지 및 행동의 변화는 흔하지만, 발견되지 않거나 기존 정신과 질환의 증상으로 간주되는 경우도 있다. 발한, 체온상승, 혈압상승, 그리고 빈맥 등은 가장 많이 보고되는 자율신경증상이다.

신경이완제악성증후군은 진단적 과제가 될 수 있다. 세로토닌증후군과 비교하여 신경이완제악성증후군환자는 증상이 더 심해 의식장애가 더 심하고, 체온상승이 더하고, lead-pipe 근육경축, 그리고 근간대경련이 없는 특징이 있다. 신경이완제악성증후군환자는 대사성산증, 간기능수치/백혈구수치/CK 상승이 나타나기 쉽다.

보조치료제

표 13.3은 입원시 흔히 사용되는 보조치료약이다.

REFERENCES

Freitag FG, Lake III A, Lipton RB, Cady, R, for the United States Headache Guidelines Consortium, Section on Inpatient Treatment. Inpatient treatment of headache: an evidence-based assessment. *Headache*. 2004;44:342-360.

Kabbouche MA, Powers SW, Segers A, et al. Inpatient treatment of status migraine with dihydroergotamine in children and adolescents. *Headache*. 2009;49:106-109.

Relja G, Granato A, Bratina A, Antonello RM, Zorzon M. Outcome of medication headache after abrupt inpatient withdrawal. *Cephalalgia*. 2006;26:589-595.

The International Headache Society and The European Headache Federation, eds.

표 13.3 주사센터와 입원시 사용되는 보조치료제

약물	목적	용량
Ondansetron	피라미드외로 부작용 위험성없이 구역 억제	4−8 mg 정주 q 8 hours
Lorazepam	진정 또는 항불안	0.5−1 mg 정주 q 6 hours or 0.5−2 mg 경주 q 6 hours
Benztropine	피라미드외로 부작용을 치료하기위한 항콜린성약제	0.5−1 mg 경주/근주 q 8 hours
Diphenhydramine	피라미드외로 부작용을 치료하기위한 항콜린성약제	50 mg 정주 4시간 마다
Methadone	아편유사제 금단증상 치료	2.5−10 mg 경주 매일하루 한번~하루 세번[a]
Phenobarbital	barbiturate/butalbital 금단증상 치료	100 mg 근주/정주 then 100 mg 근주/정주 q 12 hours 필요시 or 30−60 mg 경주 취침전 for up to 5 days
Clonidine	아편유사제 금단증상 치료	0.1−0.2 mg bid/tid
Atropine diphenoxylate	DHE에 의한 설사	1−2 tablets prn (no max근주um) diarrhea

[a] 경도-중등도 아편유사제 금단증상에 대해 용량조절. 동등진통용량을 투여하지 말 것-너무 많음. 저자들은 전환계산기를 이용하고 불완전 cross-tolerance를 고려하여 50% 감량할 것을 제안함. 많은 계산기가 무료 이용가능. link 주소 : http://www.globalrph.com/narcoticonv.htm

Headache Research Worldwide: Headache Centers Directory. München, Germany: Arcis-Verlag; 1995.

Williams DR, Stark RJ. Intravenous lignocaine(lidocaine) infusion for the treatment of chronic daily headache with substantial medication overuse. *Cephalalgia*. 2003;23:963-971.

SAMPLE ADMISSION ORDERS

ADMIT TO: Headache Unit

ATTENDING: ______________ FELLOW: ______________ RESIDENT: ______________ BEEPER: ________

Diagnosis

- ☐ Transformed migraine
- ☐ Migraine status
- ☐ Medication overuse headache
  - ☐ Analgesics ☐ Opioids ☐ triptans ☐ butalbital ☐ mixed
- ☐ Cluster headache
- ☐ New daily persistent headache
- ☐ Hemicrania Continua
- ☐ Post traumatic headache
- ☐ Idiopathic intracranial hypertension
- ☐ Low pressure/volume headache
- ☐ Other:

Allergies

______________________________ ☐ No Known Allergies ☐ Latex Allergy

☐ Other ______________________________

Admission Orders

- ☐ Baseline ECG, physician/NP to check prior to administration of initial medications
- ☐ Baseline vital signs and neuro check
- ☐ Peripheral IV insertion
- ☐ PICC insertion - double lumen

IV Fluids

☐ 0.9 NSS ☐ D5W/0.45 NSS ☐ Other:

Rate __________ ml/hour x _______ liters

Routine Orders

- ☐ Telemetry, vital sign Q 4 hours review telemetry strips Q 8 hours and document measurements. Notify resident if QTc > 450 (men) or >460 (women)
- ☐ Vital Signs Q 8 hours
- ☐ Neuro checks Q _____ hours
- ☐ I/O Q shift
- ☐ Accuchecks and sliding scale insulin BID
- ☐ ECG daily
- ☐ Other ______________________________

Diet

- ☐ House
- ☐ Low Caffeine
- ☐ 1800 ADA diet
- ☐ Cardiac Prudent diet
- ☐ Other ______________________________

Activity

- ☐ OOB ad lib
- ☐ OOB assist
- ☐ Sequential compression boots while in bed

Date: **Time:** **Physician Signnature:**

Admission Labs

- ☐ CBC with diff
- ☐ Basic Metabolic Panel
- ☐ Comprehensive Metabolic Panel
- ☐ Ionized Calcium
- ☐ Magnesium
- ☐ Phosphate
- ☐ PT/PTT
- ☐ Beta Test
- ☐ Drug levels:
- ☐ TSH
- ☐ ESR
- ☐ RPR
- ☐ ANA and Panel if positive
- ☐ Urine drug screen ☐6 ☐9
- ☐ U/A
- ☐ Urine Culture
- ☐ Other:

Other Tests

- ☐ MRI brain ☐ with gadolinium ☐ with gadolinium indication:
- ☐ MRI C-Spine ☐ with gadolinium ☐ with gadolinium indication:
- ☐ MRA ☐ brain ☐ neck indication:
- ☐ MRV brain indication:
- ☐ Chest x-ray PA/lateral indication:
- ☐ Nuclear Cistemogram indication:
- ☐ CT myelogram indication:
- ☐ Other ______________________

Consults

- ☐ Hospitalist
- ☐ Psychiatry
- ☐ Neuropsychology
- ☐ Social Services regarding:
- ☐ Dietician/Nutritionist
- ☐ Physical Therapy for evaluation and treatment of:
- ☐ Other ______________________

Pre-Medication

☐ None

☐ Diphenhydramine (Benadryl) ________ mg IV

☐Q ___ hours prior to anti-emetic

OR ☐timed: ______________________

☐ Lorazepam (Ativan) ________ mg IV

☐Q ___ hours

OR ☐timed: ______________________

☐ Benztropine (Cogentin) 1mg IM

☐Q ___ hours

OR ☐timed: ______________________

☐ Other ______________________

Date: **Time:** **Physician Signnature:**

Anti-Emotics

☐ Metodopramide (Reglan) _________ mg IV

☐ Q ____ hours

OR ☐ timed: ______________________________

☐ Prochlorperazine (Compazine) _________ mg IV

☐ Q ____ hours

OR ☐ timed: ______________________________

☐ Droperidol (Inapsine) _________ mg IV

☐ Q ____ hours

OR ☐ timed: ______________________________

☐ Promethazine (Phenergan) _________ mg IV

☐ Q ____ hours

OR ☐ timed: ______________________________

☐ Chlorpromazine (Thorazine) _________ mg IV

☐ 25mg in 100mL NSS over 30 minutes

☐ 50mg in 100mL NSS over 30 minutes

☐ Q ____ hours

OR ☐ timed: ______________________________

☐ Haloperidol (Haldol) _________ mg IV

☐ Q ____ hours

OR ☐ timed: ______________________________

☐ Ondansetron (Zofran) _________ mg IV

☐ Q ____ hours

OR ☐ timed: ______________________________

Pain Medications

☐ Dihydroergotamine (DHE) _________ mg IVP after anti-emetic

over 3 minutes then check pulse and BP 5, 15 and 30 minutes after administration of first 2 doses
Repeat in one hour if headache not relieved then:

☐ Q ____ hours

OR ☐ timed: ______________________________

HOLD DHE AND NOTIFY MD IF:

-Baseline SBP > 150 or DBP > 95

-SBP increases or decreases by > 30mm Hg

-DBP increases or decreases by > 15mm Hg

Patient develops chest pain, changes in mental status, or severe nausea

Date: **Time:** **Physician Signature:**

Pain Medications (cont'd)

☐ Lidocaine (standard concentration in 2 grams in 250mL D5W) 1mg/min IV (7.5 mL.hour) X 4 hours then increase to 2mg/min IV (15 mL/hour)

☐ Lidocaine ________ mg/min IV

☐ Ketorolac (Toradol) 30mg IVP

☐ Q ________ hours x 3 days

OR ☐ timed: ____________________

☐ Magnesium 1 gram in 100mL D5W over 30 minutes

☐ Magnesium 2 grams in 200mL D5W over 60 minutes

☐ Q ________ hours

OR ☐ timed: ____________________

☐ Valproic Acid (Depacon)

☐ 500mg in 100 mL NSS over 20 minutes

☐ 1 gram in 100 mL NSS over 20 minutes

☐ Q ________ hours

OR ☐ timed: ____________________

☐ Methylprednisolone (Solu-Medrol) 125mg IV in 100mL D5W over 30 minutes x 6 doses

☐ Q ________ hours

OR ☐ timed: ____________________

☐ Caffeine 500 mg IV in 50 mL D5W over 20 minutes BID at 7AM and 1PM

☐ Other ____________________________

Other Medications

☐ Methadone (Dolophine) ________ mg PO on arrival

Day 1: ____________________________

Day 2: ____________________________

Day 3: ____________________________

and ______ mg PO Q ___ hours PRN withdrawal symptoms not relieved by Clonidine or Lorazepam

☐ Phenobarbital _______ mg ☐ IM ☐ IV ☐ PO on arrival

Day 1: _______ mg PO HS

Day 2: _______ mg PO HS

Day 3: _______ mg PO HS

and _________ mg ☐ IM ☐ IV ☐ PO Q ______ hours PRN withdrawal symptoms

☐ Clonidine ____ mg ☐ PO Q ____ hours ☐ Patch Q 7 days ☐ Q _______ PRN withdrawal symptoms

☐ Other ____________________________

Date: **Time:** **Physician Signature:**

For Severe Breakthrough Pain

- ☐ Olanzapine (Zyprexa) __________ mg PO Q ______ hours PRN
- ☐ Ketorolac (Toradol) __________ mg IVP Q ______ hours PRN
- ☐ Naproxen 500 mg PO Q _____hours PRN
- ☐ Other: ________________________________

Other PRN Medications

- ☐ Zolpidem (Ambien)__________ mg PO QHS PRN sleep
- ☐ Senna (Senokot) one tablet PO BID PRN constipation
- ☐ Docusate Sodium (Colace) 100 mg PO BIO PRN constipation
- ☐ Bisacodyl (Dulcolax)_________mg ☐PO ☐PR daily PRN for constipation
- ☐ Diphenoxylate/Atropine (Lomotil) one tablet PO PRN after each loose stool (Limit of 5 doses/day)
- ☐ Diphenhydramine (Benadryl)_________ mg IVPB Q 6 hours PRN dystonic reaction, akethesia, itch
- ☐ Lorazepam (Ativan)_________ mg ☐IV ☐PO Q_____ hours PRN akethesia, anxiety, withdrawal
- ☐ Benztropine (cogentin) 1mg IM Q 6 hours PRN severe dystonic reaction
- ☐ Other ________________________________

Other Medications

____

____

____

____

____

____

____

____

____

Date: **Time:** **Physician Signature:**

14 군발두통

군발두통(cluster headache:CH)은 원발두통질환으로 자율신경소견을 동반한 편측두통을 특징으로 한다. 두통은 15-180분간 지속된다. 군발두통은 가장 흔한 삼차자율신경두통(trigeminal autonomic cephalgia: TAC)으로 유병률은 많게는 1000 명당 2명까지이다.

국제두통질환분류 제2판에서는 군발두통의 진단기준을 다음과 같이 정의한다:

A. 기준 B-E를 만족하는 발작이 최소한 5번

B. 심도 또는 매우 심도의 편측 안와, 안와위, 그리고/또는 측두부 통증이 치료하지 않을 경우 15-180분 지속됨.

C. 두통은 다음 중 적어도 한 가지 이상을 동반한다.

- 동측 결막충혈 그리고/또는 눈물
- 동측 코막힘 그리고/또는 콧물
- 동측 눈꺼풀부종
- 동측 이마와 얼굴의 땀
- 동측 동공수축 그리고/또는 눈꺼풀처짐
- 안절부절못하거나 초조한 느낌

D. 발작은 이틀에 한번부터 하루에 8번까지의 빈도를 보인다.

E. 다른 질환에 기인하지 않음

역사 및 역학

많은 임상의들이 수세기에 걸쳐 군발두통에 관해 기술하였지만, 1926년 Harris가 처음으로 영어문헌에 군발두통의 기록을 남겼고, 1939년 Horton 등이 군발두통에 대한 첫 종합적 기술을 하였다. 군발두통이 승인된 용어가 되기 전까지 여러 이름들이 이 잊을 수 없는 질환을 기술하는데 사용되었다(표 14.1). 편두통과 달리 군발두통은 여자보다 남자에서 더 흔하다. 최근의 증례연구에서 남녀비는 2.5-3.5:1로 보고되었다. 군발두통은 어느 연령에서나 시작할 수 있지만, 10대-30대에서 주로 시작한다. 군발두통환자 대다수는 흡연자이고 과량의 커피를 즐길 수도 있다. 군발두통환자의

표 14.1 군발두통의 역사적 용어

속눈썹 신경통	Sluder 신경통
Horton 두통	적(red)편두통
히스타민두통	Bing의 홍색안면통
추체신경통	접형입천장신경통
신경통형주기적반두통	자율신경안면두통

약 4%는 가족력이 있고, 환자의 일차 직계에서 5-18배 더 흔해 유전적 영향을 시사한다.

임상양상

군발두통은 두 가지 형태가 있다. 삽화성군발두통(episodic clwter headache: ECH)은 두통기간이 1주부터 1년까지 지속되며, 1개월 이상 군발두통이 없는 기간이 존재한다. 만성군발두통(chronic cluster headache: CCH)은 관해기가 없거나 1개월 미만의 관해이며 두통 기간이 1년 이상 지속되는 경우이다. 군발두통환자의 80-90%는 ECH이다. 삽화성 환자의 약 10%는 만성으로 변형되고, CCH환자의 약 1/3는 다시 ECH로 되돌아간다. 나이가 들면서 순환주기사이의 시간간격은 길어질 수 있다.

군발두통은 임상진료에서 볼 수 있는 가장 통증이 심한 질환 중 하나이다. 통증은 전형적으로 10분 안에 최대로 심해진다. 두통발작은 흔히 일주기성을 보이는데, 주로 야간에 취침 약 1-2시간 후에 잘 나타난다. 이는 빠른안구운동(REM) 수면단계와의 관련성을 시사하며, 일부환자에서는 산소탈포화 및 폐쇄성수면무호흡과 관련 될 수 있다. 통증에 대한 흔한 표현은 불타는 듯 구멍을 뚫는 듯한, 또는 나사를 돌려 비트는 듯, 그리고 때때로 욱신거리는 박동성 등이 있다. 일부 환자는 "눈 안에 뜨거운 부지깽이가 있는" 듯한 느낌을 호소한다. 다른 환자는 욱신욱신쑤시거나 박동성 통증을 경험한다. 어떤 환자는 두통발작 동안 통증강도가 오르내리는 변동을 경험하고, 소수는 두통발작 사이에도 경도의 두통을 느낀다. 군발두통 통증은 전형적으로 안와후방, 안와위, 또는 측두부에 위치하지만, 턱, 뺨, 치아, 귀, 코, 또는 목에서 느낄 수도 있다(그림 14.1).

군발두통환자의 전형적인 두통발작주기는 대략 1년에 2회부터 2년에 한

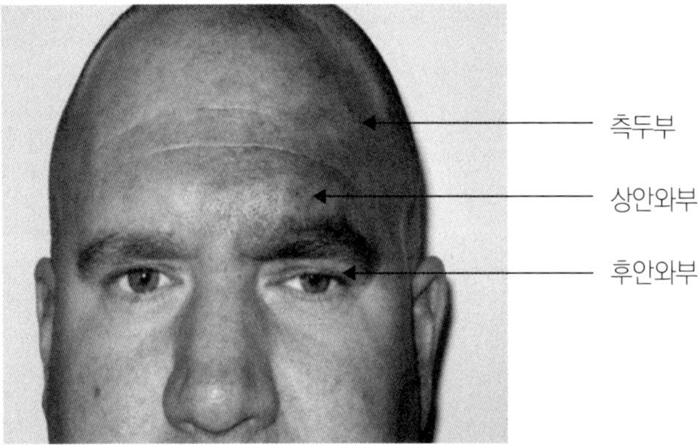

그림 14.1 군발두통 통증위치

번까지로 일부는 수년의 간격을 보이기도 한다. 전형적인 한 주기는 1-3개월 지속되며, 1년 중 항상 같은 달 전후로 시작하는 계절적 경향을 자주 보인다. 군발두통발작은 한 주기의 시작과 끝날 때쯤에는 가벼워지는 경향이 있다.

두개자율신경증상은 일반적으로 통증의 동측에서 나타나며 군발두통의 필수적인 소견이다. 가장 흔한 증상은 눈물, 결막충혈, 그리고 코막힘이나 콧물이다. 대부분의 증상은 발작동안에만 나타나지만, 일부 특히 발작이 빈번한 환자는 지속적인 부분호너증후군(눈꺼풀처짐 그리고/또는 동공축소)을 경험한다. 대부분의 군발두통환자는 발작동안 안절부절못하거나 초조한 기분을 느끼며, 가만히 누워있기 보다는 왔다갔다하거나 몸을 앞뒤로 흔든다. 드물게 환자는 난폭한 행동을 보이지만, 통증의 극단적인 특성으로 일부환자는 자살을 시도하여 별명이 "자살두통"이다.

군발두통에서 편두통성 증상은 드물지 않고 전구증상, 무해자극통증(allodynia), 구역 또는 구토, 빛공포증, 소리공포증, 또는 조짐(aura) 등이 있을 수 있다. 빛공포증은 자주 통증의 동측에만 나타난다. 이들 증상은 군발두통과 편두통 진단을 헛갈리게 할 수 있다(표 14.2).

편두통에서처럼 군발두통발작에도 여러 유발인자가 있다. 알코올이 가장 대표적인 유발인자로, 많은 환자들이 음주 후 수 분 이내에 심한 두통발작을 경험하게 된다. 다른 흔한 유발인자는 표 14.3에 있다.

표 14.2 편두통과 군발두통의 임상소견

임상소견	편두통	군발두통
심한 두통발작	4시간 이상	3시간 이하
측면	편측 또는 양측	편측
위치	전두, 후두, 안와, 측두, 경부	대개 안와
통증의 특징	일반적으로 욱신욱신 쑤시고 / 박동성	대체로 구멍을 뚫는 듯한, 찌르는 듯한
시작과 끝	일반적으로 단계적/점진적	빠름
움직임/활동	증상을 악화시킴	증상을 호전시킬 수도 있음
자율신경증상	가끔	항상
호발 성별	여자	남자
발작이 음주로 유발되는 정도	흔하지만 수시간 후 두통발생	거의 항상, 대개 수분내로 심해짐
수마트립탄 피하주사 효과	일반적/흔히	거의 항상
고유량 산소흡입 효과	드물다	일반적/흔히
계절적 발작	가끔	흔히
일주기성	드물다	매우 흔하다
동반질환	우울증, 불안, 양극성장애, 간질, 레이노증후군, 기타	과도한 흡연

병태생리

군발두통의 병태생리는 잘 밝혀져 있지는 않지만, 아마도 유전적, 환경적, 그리고 화학적 인자가 관여한다. 일주기성의 조절에 중요한 뒤쪽시상하부가 군발두통에서 중요하고 PET 검사상 급성발작동안 활성화되는 것이 확인되었다(그림 14.2).

편두통에서처럼 발작시 삼차신경혈관계가 활성화되고 혈관확장이 일어나며, 혈관 확장은 신경인자에 대한 반응으로 유발되는 것으로 보인다. 급성발작시 CGRP, VIP같은 뉴런펩타이드가 증가한다. 교감신경(이마 땀, 호너증후군) 및 부교감신경(눈물, 충혈) 증상이 모두 나타나는 것으로 보아 급성 군발두통 발작시 자율신경계가 활성화되는 것으로 보인다.

군발두통에서 머리외상의 과거력이 흔한데, 가끔 군발두통 발생 수년전 외상도 있다. 동측 안구적출을 포함한 안구외상과 발치는 군발두통을 촉발할 수 있다. 월경주기같은 호르몬인자는 편두통에서 보다는 덜 중요해 보

표 14.3 군발두통의 흔한유발인자

■ 알코올	■ 니트로글리세린
■ 히스타민	■ REM 수면
■ 운동	■ 수면부족
■ 온도상승	

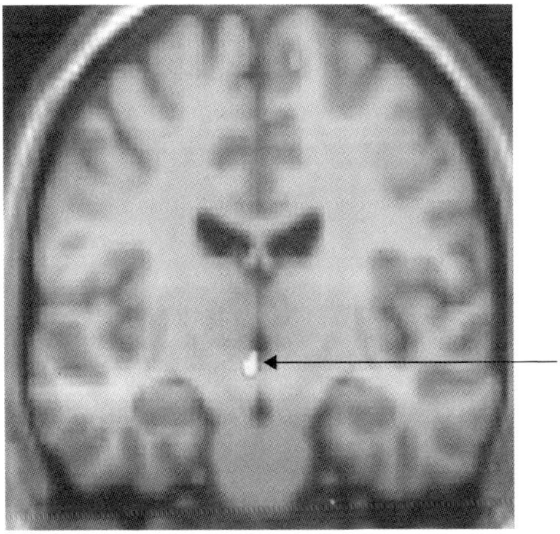

그림 14.2 군발두통에서 PET 검사상 관찰된 시상하부 활성화.

이나 남녀모두 테스토스테론 저하가 군발두통과 관련있다는 점은 기억할 만하다.

감별 진단

여러 두 개내 질환이 군발두통과 비슷하게 보일 수 있으므로, 군발두통을 보이는 모든 환자에서 MRI 검사를 실시하는 것은 합당하다고 할 수 있다. 군발두통과 비슷해 보일 수 있는 원발두통은 편두통, 지속반두통, 수면두통, 그리고 다른 삼차자율신경두통 등이다(표 14.4). 군발두통과 유사한 이차두통에는 많은 안과적, 혈관성, 감염성, 그리고 경추연수부위 질환이 포함된다(3장 참조). 이들 중 많은 질환은 군발두통과 구별되는 임상양상이 있다.

표 14.4 주요 군발두통 유사질환

질환	구별되는 특징
원발두통	
지속반두통	지속적 통증, 자율신경증상, 그리고 덜 분명한 발작. 인도메타신에 반응하지만, 트립탄에는 반응 없음.
수면두통	야간이지만 대개 둔한 통증으로 자율신경증상은 없거나 경미하다.
돌발반두통	발작시간이 짧고(30분 이하) 자주 나타남. 인도메타신에 반응하지만, 트립탄에는 반응 없음.
SUNCT	발작시간이 짧고(4분 이하) 발작이 하루에 수백번까지도
안과질환	
급성폐쇄각녹내장	심한 결막충혈, 동공반응저하, 중간-동공확장, 뿌연 각막, 안압상승
각막 미란(erosion)	날카로운 통증, 중등도 충혈, 둔한 각막, 시력소실
시신경염	시력소실, 구심성 동공결손
혈관질환	
경동맥/척추동맥 박리	벼락같은 시작, 안면통증, 뚜렷한 호너증후군(경동맥), 경부통증, 소뇌증상(척추동맥)
거대세포동맥염	턱파행, 류마티즘다발근육통증, 일과성흑암시, ESR 그리고/또는 CRP 상승
중추신경계혈관염	신경결손; 진행성, 혈관조영 이상소견
뇌하수체종양	시야손상, 내분비 이상소견(프로락틴 증가)
대상포진(V1)	피부발진, 심한 무해자극통증, 뇌신경 마비
Chiari 기형	발살바 또는 기침두통, 하향안진

급성 치료

군발두통발작은 OTC 또는 처방약(NSAID, 아세트아미노펜, 아편유사제)같은 일반적인 두통치료에 반응하지 않는다. 경구약은 일반적으로 효과적일 만큼 빨리 흡수되지 않는다.

급성군발두통발작에 가장 효과적인 약제는 피하 수마트립탄과 100% 산소요법이다. 임상연구에서 피하 수마트립탄 6 mg은 90% 이상의 환자에서 15분 이내에 효과적이었다. 다른 트립탄과 마찬가지로 허혈성심장질환 또는 조절 안되는 고혈압 환자에서는 사용하면 안 된다. 비강주입 수마트립탄 20 mg과 졸미트립탄 5 mg 또한 효과적이지만, 작용시작이 더 느리고 효과가 덜하다.

표 14.5 급성 군발두통 치료

치료	설명
매우 효과적	
피하 수마트립탄	대다수의 군발두통환자에서 가장 효과적
산소 100% 10-15 L/min	발작 초기에 효과적
중등도 효과적	
비강내 수마트립탄	대개 두통발작을 완전히 없애지는 못함
비강내 졸미트립탄	약 30분 내에 효과
피하 octreotide 100 mg	트립탄, 산소치료에 대안으로
효과가 증명되지는 않음	
비강내 리도카인	대개 효과가 크지 않음
비강내 캡싸이신	
Ergotamine	작용시작이 느리고, 트립탄과 같이 사용 불가. 단기예방치료에 효과적일 수 있음.
DHE	IV 제제가 가장 효과적
Olanzapine	2.5-10 mg. 진정작용이 크다.

표 14.6 군발두통에서 코르티코스테로이드 치료

약물	용량을 섬차 줄이는 계획의 예
Prednisone	100 mg × 2 일, 80 mg × 2 일, 60 mg × 2 일, 40 mg × 2 일, 20 mg × 4 일; 80 mg × 3 일, 60 mg × 3 일, 40 mg × 3 일, 20 mg × 3 일
Dexamethasone	4 mg 하루 2회 × 2 주, 이후 매일 4 mg × 1 주

Ergotamine과 그 유도체인 dihydroergotamine(DHE)는 급성군발두통에서 효과적이다. ergotamine은 심한 혈관수축, 고혈압, 그리고 드물게 간 또는 신장질환을 유발할 수 있으므로 DHE가 선호된다. 정주 DHE가 가장 효과적이지만, 근주 또는 비강분무제제도 효과가 있을 수 있다. 산소흡입은 군발두통발작의 약 70%에서 효과가 있고 알려진 부작용이 없다. 재호흡되지 않는 안면마스크를 통해 100% 산소를 분당 10-15 리터로 15분간 계속 흡입해야한다. 고압산소도 효과가 있는 것으로 보이나 정상압산소 보다 더 효과적인지는 증명되지 않았다.

급성군발두통의 다른 치료는 익상입천장우묵 부분에 면봉을 사용하여 cocaine 또는 lidocaine적용, 비강내 lidocaine 용액 또는 분무, somatostatin

또는 octreotide 피하 또는 주입, olanzapine, ergotamine, 그리고 DHE 등이다(표 14.5).

이행요법

군발두통 주기는 짧고 심해서 예방약물이 효과를 보이기 전까지 수 주간 이행요법을 시행한다. 가끔 이 치료가 두통주기를 중단시킬 수 도 있다.

코르티코스테로이드는 군발두통에서 가장 확립된 이행요법이다. Prednisone(하루 10-80 mg)과 dexamethasone(하루 4-8 mg) 최대 21일 사용은 효과적으로 보인다. 그러나 체중증가, 고혈당, 고혈압, 우울증, 그리고 불면증 같은 부작용이 흔하다. 대퇴골두 골괴사와 부신기능억제를 포함한 심각한 부작용은 장기치료(30일 이상)시 더 흔하므로 용량을 대개 단계적으로 줄인다. 대체로 코르티코스테로이드는 효과가 나올 때까지 시간이 걸리는 다른 예방약물과 함께 단기적으로 사용한다. 군발두통은 종종 코르티코스테로이드를 줄여 끊고 난 후 재발한다.(표 14.6).

DHE 정주(3일까지 사용)는 군발두통의 또 다른 단기 이행요법으로, 특히 약에 잘 듣지 않는 경우나 트립탄과용이 있을 때 쓸 수 있다. 이 방법은 일부에서 만성군발두통을 삽화성군발두통으로 되돌리는데 도움이 될 수 있다. 적절하게 모니터링하면서 정주 DHE를 7일까지 투여할 수도 있다.

통증과 동측의 큰후두신경차단은 삽화성 및 만성군발두통 일부 환자에서 단기예방치료로서 효과적으로 보인다. 대개 이 주사는 국소마취제와 코르티코스테로이드를 같이 사용하며 반응이 있는 경우 그 효과는 3-4주 지속되는 것으로 보인다. 내시경하 나비입천장신경절차단술은 약에 안 듣는 군발두통의 대안치료이다.

작용시간이 긴 트립탄(naratriptan, frovatriptan) 경구제의 규칙적 사용은 일부 환자에서 이행요법으로 도움이 될 수 있다.

예방치료

편두통에 사용되는 예방치료 중 상당수는 군발두통에서 효과가 있지만, 베타차단제, 삼환계항우울제, 그리고 생체되먹임 같은 치료는 군발두통에서

표 14.7 군발두통의 선별된 예방치료약물

약물	하루 용량(mg)	설명
Verapamil	120－960	심전도 모니터링이 필수적
Lithium	600－1200	혈중농도(1 mmol/L) 조절
Topiramate	25－200	군발두통에서 대개 4주 이내에 효과를 보임
Gabapentin	900－1800	난치성 군발두통, 무해자극통증에 도움이 될 수 있음
Valproic acid	500－2000	군발두통에서는 더 많은 용량이 필요할 수 있음(농도 120까지). 만성군발두통에 유용
Melatonin	9－24	밤에 사용
Ergotamine	2－3	야간 군발두통에서는 밤에 사용
DHE	1－3	난치성군발두통은 IV(항구토제후)
Methysergide	3－12	장기간 사용을 피할 것
Leuprolide	3.75(1회)	성욕감퇴가 가장 흔한 부작용

효과가 입증되지 않았다. 종종 군발두통에 사용되는 예방약물의 용량은 편두통에서 사용할 때보다 더 많다.

Verapamil은 금기증이 있거나 두통주기가 너무 짧은 경우를 제외하고 대부분의 환자에서 선택하는 예방약제이다. 통상 용량은 하루 360 mg이지만, 일부 환자는 하루 1 g 까지 사용하기도 한다. 단시간형과 서방형제제 모두 효과적으로 보고 있지만, 서방형제제는 생체이용률이 낮다. 부작용으로는 변비, 부종, 그리고 피로가 있지만, 가장 중요한 것은 방실결절전도가 느려지는 부정맥이다. 서맥은 흔하고, 제1도 및 제2도 심장차단, 그리고 속지차단이 나타날 수 있다. verapamil을 시작할 때, 증량 전, 증량 10일 후를 포함해 심전도를 자주 모니터해야 한다.

Lithium도 군발두통에서 효과적이며, 양극성장애 치료에 필요한 용량보다 낮은 농도에서 자주 효과를 보인다. 통상 용량은 하루 600-1200 mg이며, lithium 하루 900 mg은 verapamil 하루 360 mg과 비슷한 효과를 보인다. 위약, 구역, 운동실조, 착각, 떨림, 그리고 경련 같은 부작용은 흔하고, 특히 혈중농도 증가시 그렇다. 치료 시작 전 및 중간에 갑상선과 신장기능을 모니터하고 이뇨제와 NSAIDs 사용을 피한다.

세로토닌 작용제 및 길항제가 종종 군발두통에 사용된다. methysergide는 세로토닌 5-HT $_{2A/C}$수용체에 길항제이자 5-HT $_{1B/D}$ 작용제로 일부환자 특

표 14.8 난치성 군발두통의 치료전략

- 예방약물의 증량
- 다른 의학적 문제(예, 수면무호흡) 해결
- 한 가지 이상의 예방약물 사용
- 약물과용(트립탄, 아편유사제)이 있다면 해결
- DHE 반복 사용
- 큰후두신경차단
- 신경조절시술

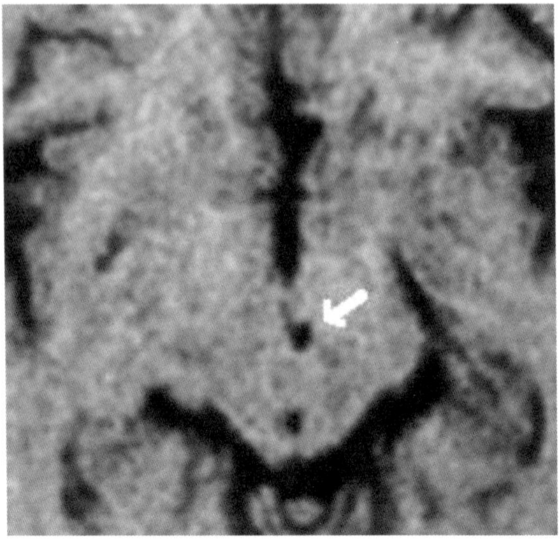

그림 14.3 군발두통에서 심부뇌자극(화살표는 좌측 후방 시상하부의 전극을 보여준다).

히 삽화성군발두통에서 효과있는 것으로 보인다. 부작용은 근육경련, 복통, 구역 등이다. 장기간 사용시 심각한 부작용은 혈관수축과 섬유화 반응(심장, 후복막, 그리고 폐)으로 주의 깊은 모니터링이 필요하다. 이 약제는 비교적 짧은 주기를 보이는 삽화성군발두통 환자에게 사용해야 한다. methysergide는 미국에서는 더 이상 사용할 수 없지만, methysergide의 유도체인 methylergonovine이 일부 군발두통환자에서 효과적일 수 있다. 합성, 서방형, GnRH 유사물질인 leuprolide는 한 위약대조연구에서 군발두통

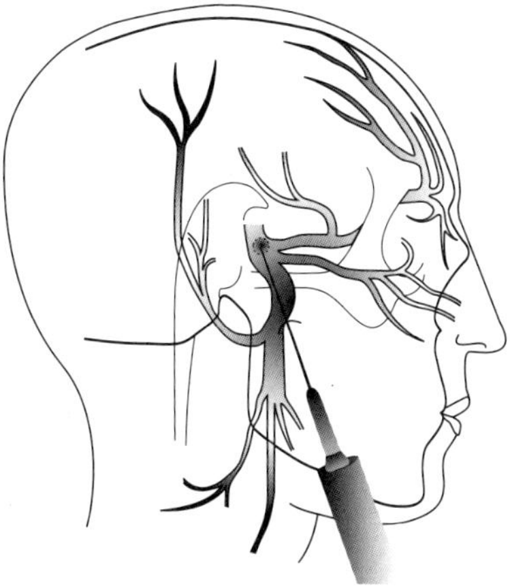

그림 14.4 난치성 군발두통의 파괴적 수술

발작의 강도와 기간을 줄이는데 효과적으로 나타났다.

valproic acid, topiramate, 그리고 gabapentin을 포함하는 항경련제는 개방형연구에서 일부 효과가 있는 것으로 나타났지만, 대규모 위약대조 연구에서 입증되지는 않았다. 이들 약제는 verapamil에 반응이 나쁘거나 금기증인 환자에게 매력적인 대안이다. 일부 환자는 일주기성에 중요한 melatonin이 고용량(9 mg 이상)에서 보조약으로 효과있었다고 한다. 비강내 capsaicin, 또는 capsaicin 유사물질인 civamide가 만성을 포함한 군발두통환자 일부에서 효과있었다. sodium oxybate는 야간에만 나타나는, 난치성 군발두통발작 환자에서 효과적일 수 있다(표 14.7).

난치성 군발두통

효과적인 예방 및 급성기 약물치료로 군발두통은 대체로 양호한 치료결과를 보인다. 그러나 일부의 경우, 군발두통이 일반적인 치료에 반응하지 않아 다른 치료 옵션 또는 치료실패의 원인을 고려하는 것이 필요하다(표 14.8).

편두통에서와 마찬가지로 약물과용이 가장 흔하지만, 군발두통환자의 일부에서는 약물사용이 증가하면서 약물과용두통을 경험한다. 트립탄은 군발두통환자들이 가장 흔히 과용하는 약물이지만, 약물을 끊고 코르티코스테로이드 또는 정주 DHE로 단기간 예방치료를 하면 호전될 수 있다. 아편유사제와 복합진통제도 군발두통환자에서 약물과용두통을 유발할 수 있어 장기간 사용은 일반적으로 피해야한다. 군발두통환자는 편두통의 과거력 또는 가족력이 있으면 약물과용두통에 특히 취약한 것으로 보인다.

신경조절시술(neuromodulatory procedure)은 큰 기대를 갖게 하지만 상당한 위험부담 또한 동반한다. 개방형연구에서 후두신경자극은 대부분의 대상에서 군발두통발작의 강도와 빈도를 줄였다. 일부 환자는 장치가 제대로 작동하지 않거나 자극이 꺼졌을 때 비교적 빠른 재발을 경험했다. 현재 이 방법이 난치성 군발두통에서 선택할 수 있는 치료라는 개념이 받아들여지고 있다. 환자는 큰후두신경자극과 안와위자극을 같이 받을 수 있는데, 저자들의 경험으로는 결과가 가장 좋았다. 후방시상하부의 심부뇌자극은 상당한 호전을 가져올 수 있지만(그림 14.3), 초기 연구에서 한 환자는 삽입으로 유발된 두개내출혈로 사망했다. 삼차신경감각신경뿌리절제술, 삼차신경 미세혈관감압술, 또는 감마나이프방사선치료 같은 파괴적 수술은 복시, 각막감각마비, 또는 무감각부위통증 등이 발생할 수 있어 마지막 수단으로서 실시해야한다(그림 14.4)

REFERENCES

Donnet A, Lanteri-Minet M, Guegan-Massardier E, et al. Chronic cluster headache: a French clinical descriptive study. *J Neurol Neurosurg Psychiatry*. 2007;78:1354-1358.

May A, Bahra A, Buchel C, Frackowiak RS, Goadsby PJ. Hypothalamic activation in cluster headache attacks. *Lancet*. 1998;352:275-278.

Peatfield R. Migrainous features in cluster headache. *Curr Pain Headache Rep*. 2001;5(1):67-70.

Rozen T. Trigeminal autonomic cephalalgias. *Continuum Headache*. 2006;**6:**171-193.

Schürks M, Rosskopf D, de Jesus J, et al. Predictors of acute treatment response among patients with cluster headache. *Headache*. 2007;47(7):1079-1084.

15 흔하지 않은 원발두통

두통 전문 병원에 내원하는 환자는 대부분 다른 질환에 의해 발생되지 않은 원발두통이다. 편두통, 긴장형 두통, 삼차자율신경두통(즉 군발두통, 돌발반두통 SUNCT 그리고 short lasting unilateral neuralgiform headache with cranial autonomic features [SUNA]) 이 임상적으로 대부분의 원발두통을 차지한다. 경험이 많은 의사는 이러한 두통들과 이외의 흔하지 않은 원발두통들을 인지해야 한다(표 15.1). 이차두통을 배제 한 후 여러 원발두통들 가운데 임상적 소견을 이용하여 이들을 구분해야 한다(표 15.2).

길게 유지되는 원발두통 질환

만성매일두통은 한 달에 15일 이상, 하루에 4시간 이상 지속되는 두통으로 정의한다. 인구 중심 연구에서 약 4-5%의 사람들이 만성매일두통을 가지며 이들 대부분은 3차 의료기관인 두통 전문 병원에 다니고 있다. 이차두통 질환을 배제 하고나면, 만성 긴장형 두통과 만성 편두통이 가장 일반적인 만성매일두통의 원인 질환이다. 그러나 신생매일지속두통과 지속반두통도 드물지 않음에도 불구하고 오진하기 쉽다(제8장).

표 15.1 중요한 원발두통 질환

- 편두통(삽화성 또는 만성)
- 삼차자율신경두통
  - 군발두통(삽화성 또는 만성)
  - 돌발반두통
  - SUNCT/SUNA
- 원발기침두통
- 성생활과 연관된 두통
- 동전 두통
- 타는 입 증후군
- 긴장형 두통
- 신생매일지속두통
- 수면 두통
- 지속반두통
- 원발벼락두통
- 원발자두통
- 원발운동두통
- 삼차 신경통
- 비전형 얼굴 통증

표 15.2 원발두통 질환들

만성매일두통
만성 편두통
  만성 긴장형 두통
  지속반두통
  신생매일지속두통
짧게 지속되는, 유발성 두통
  기침두통, 운동두통, 성관계 관련 두통
짧게 지속되는, 비유발성 두통
  긴장 두통, 군발 두통, 수면 두통, 동발반두통, SUNCT
4시간 이상 지속되는 두통
  편두통, 긴장형 두통
얼굴 통증
  삼차신경통, 비전형 얼굴 통증, 타는 입 증후군

짧게 유지되는, 유발성 원발두통 질환들

원발기침두통

원발기침두통(표 15.3) 기침, 재채기, 압박이나 복압 증가 등에 의해 갑자기 발생되는 두통이다. 이 두통은 언제나 양측성으로 자주 날카롭게 찌르는 듯 한 통증이 정수리, 전두부와 측두부에 발생한다. 대부분의 환자들은 신경학적 증상이 없다고 하며 편두통 증상은 드물다. 원발기침두통에서 통증의 원인은 두개 내 압력이 증가하면서 소뇌 편도가 자극 되어 발생할 것으로 여겨진다. 원발기침두통은 40세 이상의 환자에서 흔하게 발생된다. 기침 두통의 약 절반이 혈관 질환과 같은 이차성 원인이 있다. Chiari-기형, 대뇌 동맥류, 또는 후두 부위에 뇌종양 등이 원인이 될 수 있다(그림 15.1). Indomethacin 시도와 뇌척수액 검사등이 일차성뿐만 아니라 이차기침두통을 완환 시킬 수 있다.

표 15.3 원발기침두통의 진단 기준(국제두통질환분류 제2판)

- 갑작스럽게 발생하여 1초에서 30분간 지속
- 기침, 긴장, 복압증가에 의해 유발됨.
- 다른 질환에서 기인하지 않음

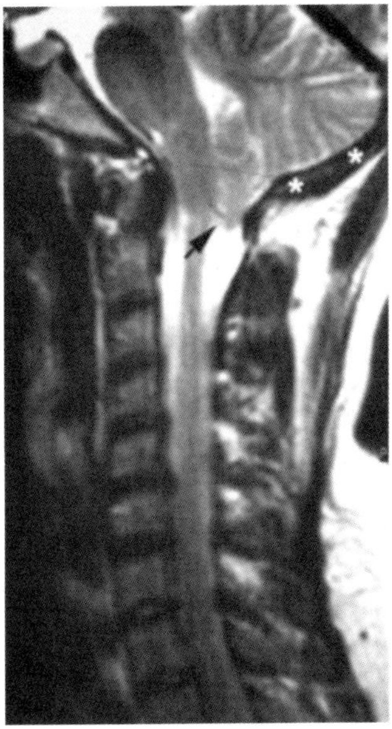

그림 15.1 기침 두통은 Chiari 기형과 관련이 있다.

Source: From Pascual J. Activity-related headache. In: Gilman S, ed. *MedLink Neurology*. San Diego, CA: MedLink Corporation.

원발운동두통

운동두통(표 15.4)은 드물지 않으며 특별히 젊은 환자들에서 흔하게 발생한다. 통증은 자주 쑤시는 듯, 박동성으로 나타나며 언제나 양측성이며 5분에서 48시간까지 지속된다. 높은 온도나 습도가 증상을 나쁘게 할 수 있다. 많은 환자들이 본인 또는 가족에서 편두통의 과거력이 있다. 환자들은 indomethacin과 같은 약제를 운동 전에 미리 복용 하고나서 서서히 운동 강도를 올리기도 한다. 대부분의 경우 원발운동두통은 3-6개월 이후에 저절로 호전된다. 그러나 기침 두통처럼 의사들은 운동 두통의 이차적인 원인을 꼭 배제해야 한다.

표 15.4 원발운동두통의 진단 기준(국제두통질환분류 제2판)

진단 기준
- 5분에서 48시간 지속됨.
- 오직 신체 운동하는 중이나 하고 나서만 두통이 발생
- 다른 질환에서 기인하지 않음

성생활과 연관된 원발두통

성관계와 연관된 두통은 여자보다는 남자에서 흔하게 나타나며 절정 전(preorgasmic)이나 절정기(orgasmic)에 발생된다. 절정기에 발생되는 두통이 일반적이며 이러한 경우 지주막하 출혈이나 동맥 박리와 같은 이차적인 원인을 배제 해야만 한다. 절정기 두통은 대부분 강도가 심하며 1분에서 3시간 정도 지속될 수 있다. 이차적인 두통을 배제 한 후에는 성관계 전에 트립탄이나 indomethacin과 같은 약제를 미리 복용 하도록 한다. 절정 전 두통은 덜 일반적이며 성교의 강도가 강해질수록 묵직한 양측성 두통이 점점 심해진다. 일부에서는 절정기 두통은 편두통과, 절정 전 두통은 긴장형 두통과 연관이 있다고 보는 견해도 있다. 성관계와 관련된 두통은 예측 불가능하지만 특별한 치료 없이 해결될 수 있다. Indomethacin이나 triptan과 같은 약제를 미리 사용하면 이를 예방할 수 있다.

짧게 지속되고, 유발되지 않는 원발두통 질환들

삼차자율신경두통들은 짧게 지속되는(4시간 이하) 원발두통의 비교적 흔한 원인이다. 군발두통은 가장 흔한 삼차자율신경두통의 형태이고 PH, SUNCT, SUNA는 비교적 드물다. 이들은 군발두통처럼 자율신경계 증상이 일반적이며 시상하부와 연관이 있을 것으로 생각되며 더 짧고 자주 발생한다. 삼차자율신경두통들은 다양한 이차적인 원인을 가지고 있으며(제3장) 임상적 기준만을 근거로 일차성인지 이차성인지 구분하는 것은 어렵다. 삼차자율신경두통가 있는 환자들에서는 뇌하수체를 자세히 볼수 있는 MRI를 시행해야만 한다.

표 15.5 성관계와 관련된 원발두통의 진단 기준(국제두통질환분류 제2판)

절정 전(preorgasmic) 두통	절정기(orgasmic) 두통
진단 기준	진단기준
A. 목이나 턱근육 수축으로 알 수 있는 묵직한 두통이나 목통증이 있고 B.기준을 만족	A. 갑작스럽고, 중증의("터질듯")한 두통으로 B.기준을 만족
B. 성관계동안 발생되고 흥분할수록 악화	B. 절정 시 발생됨.
C. 다른 질환에서 기인하지 않음	C. 다른 질환에서 기인하지 않음

표 15.6 삼차자율신경두통들의 임상적인 특징

질환명	지속시간	빈도	위치	양상	편두통 증상?	성별 (여자:남자)
군발두통	15-180분	이틀에 한번에서 하루에 8번	눈주변, 전두부, 측두부	매우 심함. 쑤시듯	때때로	1:3-7
돌발반두통	2-30분	하루에 1-40번	눈주변, 전두부, 측두부	매우 심함, 쑤시듯, 욱신거림	때때로	2-3:1
SUNA	2-600초	하루에 열번에서 수백번	눈주변, 전두부	매우 심함, 타는듯, 찌르는듯	때때로	2:1
SUNCT	5-240초	하루에 열번에서 수백번	눈주변, 전두부	매우 심함, 타는듯, 찌르는듯	없음	1:2

돌발반두통(Hemicrania)

돌발반두통은 드문 삼차자율신경두통 군발두통보다는 더 자주 있지만 더 짧고 덜 심해서 환자들은 덜 힘들어하는 통증이 나타난다. 돌발반두통은 남자보다는 여자에서 더욱 흔하게 발생된다. 돌발반두통은 indomethacin에 반응하지만 트립탄이나 산소에는 반응이 없다. 돌발반두통이 있는 일부의 환자에서는 지속반두통보다는 덜 분산된 통증을 호소한다. 군발두통과는 달리 대부분의 환자들이 만성적인 형태를 취하나 일부 환자들에서는 1달 이상 호전되기도 한다. 만약 indomethacin에 견디기 힘들 경우 선택적 cyclooxygenase-2 억제제들(celecoxib 또는 칼슘 길항제)이 효과적일 수 있다. 군발두통처럼 이차성 원인에 의한 두통들이 돌발반두통 와 감별이 어려우며 신경방사선 검사를 모든 환자에서 시행해야 한다. 증상적인 돌발반두통의 일부 원인은 다음과 같다.

- 혈관 질환(윌리스환의 동맥류, 중대뇌동맥 경색, 동정맥 기형)
- 종양(전두엽, 뇌하수체, 해면정맥종통 수막종)
- 눈 주변 대상 포진
- 외상
- 치과 질환

Indomethacin-반응두통

돌발반두통은 indomethacin 반응 두통의 하나로써 이는 indomethacin에 확실히 반응하는가의 여부로 진단 한다. 다른 NSAZDs처럼 indomethacin

표 15.7 돌발 반두통의 진단 기준(국제두통질환분류 제2판)

진단 기준
A. 적어도 20번 이상 두통, B-D 진단기준 만족
B. 중증, 일측성, 눈주변, 눈위쪽, 측두부 통증, 2-30분 지속
C. 다음중 최소 한 개의 증상을 동반한 두통
  1. 일측성 결막 충혈 그리고/또는 눈물
  2. 일측성 코 막힘 그리고/또는 콧물
  3. 일측성 눈꺼풀 부종
  4. 일측성 이마와 얼굴 땀
  5. 일측성 동공 축소 그리고/또는 안검하수
D. 하루에 5회 이상 빈도
E. 두통은 indomethacin 치료 용량에 완벽히 예방됨.
F. 다른 질환에서 기인하지 않음

표 15.8 Indomethacin에 반응을 보이는 두통 질환들

지속반두통[a]	돌발 반두통[a]
원발기침두통	성관계와 연관된 두통
군발두통	특발성 찌름 두통 ("ice-pick" or "jabs and jolts")

[a] 표시는 indomethacin에 완벽히 반응하는 두통이다.

은 cyclooxygenase를 억제함으로써 염증 반응의 매개체인 prostaglandin의 합성을 억제한다. 왜 indometahcin 이 다른 NSAIDs 들과 달리 많은 두통에서 효과를 보이는지는 아직 명확하게 밝혀지지는 않았다. Indometahcin 구조가 serotonin 과 유사함으로 나타내는 중추성 혈관 수축 효과, 진통 효과, 그리고 뇌압 감소 효과 등의 가능성이 제시된다. 또한 활동성 황체호르몬의 대사물을 억제한다.

Indomethacin에 반응이 있는 원발두통은 표 15.8에 있다.

Indomethacin 반응 두통 질환들이 의심될 때는 적은 용량의 indomethacin으로 시작하여 효과 또는 부작용이 발생될 때까지 수일마다 증량한다. Indomethacin을 매일 사용하는 방법은 표 15.9에 있다.

SUNCT와 SUNA(Short Lasting Unitateral Neuralgiform)

SUNCT와 SUNA는 심하고 짧으면서 일측성의 통증이 전형적이며 대부분 삼차 신경의 분포 범위에서 발생한다. 환자들은 쑤시듯, 찌르는 듯, 뚫는 듯, 쏘는 듯 한 전기 자극과 같은 통증으로 표현한다. SUNCT에 비하여

표 15.9 Indomethacin 시도 방법

- 3-7일간 하루 25mg 세 번으로 또는 확산형 75mg을 하루 한번으로 시작함.
- 부작용은 없으나 반응이 없는 경우 하루 225mg까지 증량
- 제산제, histamine recpetor antagonist, proton pump inhibitor 는 장기 복용하는 환자들의 부작용을 줄여줌
- 저녁에 확산형을 사용하면 밤중에 두통을 예방할 수 있음
- 일부 환자에서는 고용량(하루 300mg 이상)이 필요하기도 함
- 용량을 서서히 올림
- 반응이 있다면 안정기에 이후에 용량을 감량함
- Indomethacin 은 1달 이내로 효과가 나와야 한다. 만약 그렇지 않으면 중단함
- 급성기 약제를 과용하지 않도록 교육하라 NSAID는 아편유사제의 과용을 줄임

표 15.10 SUNCT와 SUNA의 진단 기준(국제두통질환분류 제2판)

SUNCT	SUNA
A. 적어도 20번이상의 두통, B-D 진단기준 만족	A. 적어도 20번이상의 두통, B-D 진단기준 만족
B. 일측성, 눈주변, 눈위쪽, 측두부, 찌르듯, 박동성 두통, 5-240초 지속	B. 일측성, 눈주변, 눈위쪽, 측두부, 찌르듯, 박동성 두통, 2초-10분 지속
C. 일측성 결막충혈이나 눈물 동반	C. 두통은 다음중 적어도 한 개를 동반함. 1. 결막 충혈 그리고/또는 눈물 2. 코막힘 그리고/또는 콧물 3. 눈꺼풀 부종
D. 하루에 3-200번 두통 발생	D. 하루에 한번 이상 빈도
E. 다른 질환에 기인하지 않음	E. 불응기가 없다.
	F. 다른 질환에 기인하지 않음

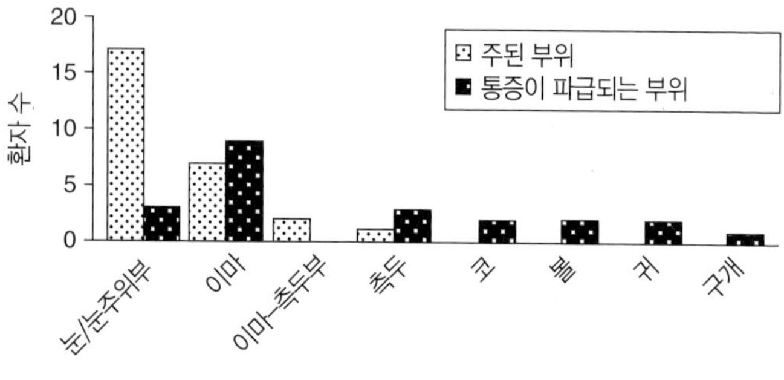

그림 15.2 SUNCT의 통증 부위

SUNA 의 자율신경계 증상은 덜 심하다(표 15.10).

SUNCT 또는 SUNA는 짧은 두통으로 얼굴 통증이 있는 환자들에서는 삼차신경통과 감별이 어렵다(그림 15.2). SUNCT 대부분의 환자들이 눈 또는 앞이마 부분에서 통증이 시작되는데 비하여 삼차신경통은 일반적으로 V2 부위에 정주 발생한다. 삼차신경통과는 달리 SUNCT 통증은 자주 자발적으로 발생되고 다른 자극에 의해 유발되지 않는다. SUNCT와 SUNA는 불응기가 없어 한번 통증이 발생되면 즉시 다음 통증이 따라서 발생한다. 무감각과 무해자극통증이 드물지 않게 통증부위에서 나타난다. 다른 삼차자율

표 15.11 SUNCT와 SUNA의 예방 치료

약물	용량
정주 lidocaine	1–4 mg/분 주사
Lamotrigine	100–400 mg
Gabapentin	800–2700 mg
Topiramate	50–300 mg
Carbamazepine	400–1200 mg

신경두통처럼 SUNCT의 다양한 이차적인 원인이 보고되어 왔다. 예를 들면 뇌하수체 종양이나 후두부의 이상 등이다. 그러나 삼차신경통과는 달리 MRI에서 혈관 압박의 증거는 드물다(약 7%).

SUNCT나 SUNA의 통증이 짧게 지속되는 측면 때문에 예방치료가 이 질환들에서는 중요하다. 환자들은 통증을 한 시간에 30번 이상 경험한다. 가장 효과적인 예방치료로는 lidocaine 혈관 주사이다. 여러 보고들에서 효과가 완전한 것은 아니나 짧으면 수일에서 많은 이들에서는 수주, 수개월동안 효과가 지속된다. Lamotrigine은 일차적인 장기 예방치료약제이며 그 밖에 많은 다른 치료들이 여러 연구들을 통해 효과를 보여줄 것으로 기대하고 있다. 군발두통처럼, 침습적인 수술적 치료와 사상하부 자극술은 약물 치료에 대한 난치환자들에서 마지막으로 고려해야 한다(표 15.11).

수면 두통

수면 또는 "알람-시계" 두통은 수면과 관련된 원발두통 질환으로 대부분 고령에서 발생한다. 두통은 언제나 새벽 1-3시 사이에 시작되며 갑작스럽게 양측성, 쑤시듯, 전두부에서 발생하게 된다. 통증은 때때로 일측성, 후두부, 자율신경계 증상과 동반되기도 하며 언제나 1-2시간 안에 호전된다.

수면다원검사를 통해서 수면두통이 렘수면동안 발생됨이 확인되었으며 세로토닌과 멜라토닌의 불균형이 병리생리학적으로 중요한 역할을 할 것으로 예상된다. 야간 고혈압이나 폐쇄성 수면 무호흡증과 같은 이차적인 원인을 배제해야 한다. 수면 검사와 신경영상 검사는 시행해야 한다.

Lithium(300-600mg)이 효과적인 예방 치료이기는 하나 환자들이 견디기 힘들어한다. 어떤 환자들에서는 caffeine(40-60mg)과 고용량 melatonin 이

표 15.12 수면 두통의 진단 기준(국제두통질환분류 제2판)

A. 묵직한 두통, B-D 진단 기준 만족
B. 수면 중 그리고 깨어날 때 발생
C. 다음 중 적어도 2가지 이상 만족
  1. 한 달에 15번 이상
  2. 깨고 나서 15분 이상 지속
  3. 50세 이후 처음 발생
D. 자율신경계 증상이 없어야 함. 오심, 빛공포증, 소리공포증 중에 한 개 이상 없어야 함.
E. 다른 질환에서 기인하지 않음

이용되기도 한다. 증례 보고들은 flunarizine 5mg, indomethacin 25-75mg 그리고 topiramate 25-100mg을 야간에 사용하면 효과적이다.

동전두통(Nummular Headache)

동전두통은 이전에는 "동전 모양 두통"으로 불리웠다. 환자들은 언제나 국소적으로 동그란 부위에 경도, 중증도, 중증의 통증을 여러 양상으로 느낀다. 어떤 이들은 동전두통은 감각 신경의 말단이 자극되어 발생한다고 주장한다. 대부분의 환자들에서 만성통증과 감각증상(이상감각, 무감각)등이 편두통보다 흔하게 나타난다. 환자들의 최소 절반 이상은 통증이 발생하는 부위에 onabotulinumtoxin A를 주사하면 효과를 본다. Onabotulinumtoxia A의 장점은 비교적 적은 용량(25 unit 이하)에 반응을 자주 하고 예방약제들에서 오는 부작용을 피할 수 있다.

원발자두통(Primary Stabbing Headache)

원발저두통(표 15.13)은 언제나 다른 원발두통과 동반되어 나타난다. 통증은 짧고, 일측성이고 10초 이상 지속되며, 일반적으로 눈 주변, 측두부, 두정부, 후두부에 발생한다. 대부분의 환자들은 자율신경계 증상을 경험하지 못한다. 많은 환자들이 indomethacicn 25-150mg/day 에 반응한다.

원발벼락두통

벼락두통 또는 갑작스런 두통(표 15.14)은 이차성 원인을 파악하기 위해 신경영상 검사, 뇌척수액 검사, 때로는 혈관 조영술 등의 자세한 검사들이 필

표 15.13 원발자두통의 진단 기준(국제두통질환분류 제2판)

A. 한 개가 찌르는 또는 여러개가 찌르는듯한 두통, B-D 진단기준 만족
B. 처음에는 삼차신경의 첫 번째 분지 부위에서 주로 발생함 (눈, 측두부)
C. 찌름 통증이 수 초간 지속되고 하루에 한번에서 여러 번 불규칙하게 반복된다.
D. 어떠한 동반증상이 없어야 한다.
E. 다른 질환에서 기인하지 않는다.

요하다.(제3장) 종종 어떠한 원인도 발견되지 않는데 이러한 경우 원발벼락두통으로 진단할 수 있다. 원발벼락두통은 편두통 진단 전이나 후에 발생되기도 한다. 운동이나 과호흡이 통증을 유발하기도 한다. 후두부가 가장 일반적인 통증 부위이며 수 일간 지속된다. 원발벼락두통은 가역적인 뇌혈관 수축 증후군과 관련될 수 있으나, 혈관촬영에서 국소적인 혈관 수축이 항상 관찰되지는 않는다.

안구마비편두통

안구마비편두통(표 15.15)은 편두통성 두통이 한 개 이상의 안구 운동마비 증상이 동반되어 반복되어 발생하는 형태이다. 3번 뇌신경 이상이 가장 흔하다. 예전에는 편두통의 아형이라고 생각되어왔지만 최근 MRI에서 Gadolinum 조영 증강이 보고되어 반복되는 탈수초 병변 가능성도 고려된다(그림 15.3). 두통은 장시간 지속(자주 일주일 이상 지속)되고 어떤 환자들은 두통과 안구마비 사이에 수 일간의 간격을 보이기도 한다. 성인보다 어린이에서 더욱 흔하다.

표 15.14 원발벼락두통의 진단 기준(국제두통질환분류 제2판)

A. 중증의 두통, B-C 진단 기준 만족
B. 다음과 같은 두 가지 증상이 존재해야 한다.
   1. 갑자기 발생, 1분 이내에 최고 강도에 도달함
   2. 1시간에서 10일간 지속됨
C. 그 이후 수주, 수개월동안 규칙적으로 재발하지 않음
D. 다른 질환에서 기인하지 않음

표 15.15 안구마비편두통의 진단 기준(국제두통질환분류 제2판)

A. 적어도 두 번이상 두통, B 진단기준 만족
B. 편두통양 두통과 함께 3, 4, 6번 뇌신경 마비가 동반되거나 4일 이내로 발생
C. 안장열, 안와열, 후두부에 적당한 검사를 통해 병변이 없음을 확인해야함

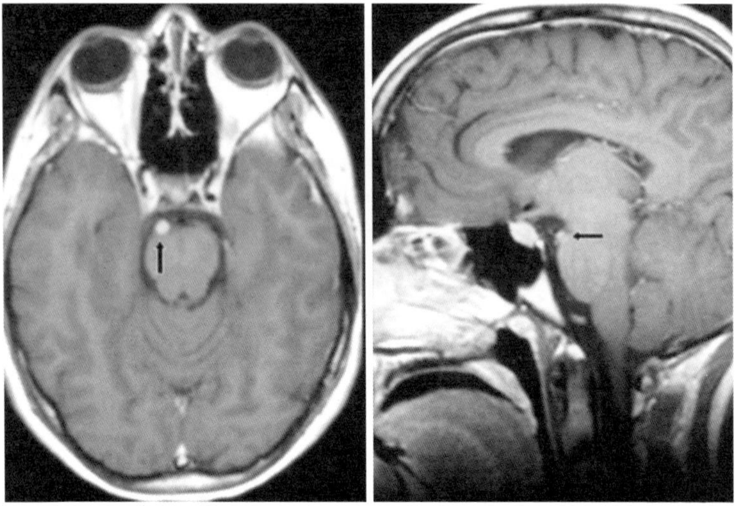

그림 15.3 안구마비편두통이 있는 소아 환자에서 우측 동안신경의 조영증강 소견.

Source: Brarucha et al., *Pediatric Neurology*. 2007.

안면통

뇌신경통과 안면통은 원발 또는 이차성으로 발생할 수 있으며 종종 환자의 삶에 많은 영향을 미칠 수 있다.

삼차 신경통

삼차 신경통(표 15.16)은 삼차신경의 한 개 또는 두 개의 분지 부위에서 짧으면서도 전기 자극과도 같은 통증이 발생하는 질환이다. 삼차신경통은 얼굴의 통증이 오는 다른 원인들 중 SUNCT, 원발저두통 등과 감별해야 하며 다음과 같은 특징을 보인다.

표 15.16 전형적인 삼차 신경통의 진단 기준(국제두통질환분류 제2판)

A. 통증이 발작적으로 발생하면서 1초에서 2분간 지속됨, 삼차신경의 1개 이상 분지에서 발생되며 B, C 진단 기준을 만족
B. 통증은 다음중 적어도 한 개 이상 만족
  1. 극심하고 날카롭고, 쑤시는 양상
  2. 유발 인자나 유발 지역에 의해 발생
C. 환자마다 같은 양상의 통증이 반복된다.
D. 임상적으로 신경학적 결손이 없다
E. 다른 질환에 의해 기인하지 않는다.

- 통증은 건드리거나 씹거나, 말하거나, 양치하거나, 스트레스를 받으면 자주 악화된다.
- 통증은 작은 자극 부위에서부터 시작된다.
- 대부분의 환자들은 심한 통증 이후에 불응기를 경험한다.
- 대부분의 통증은 V2, V3 분지에 발생한다.
- 환자들은 통증이 오면 얼굴을 찡그리며 굳은 표정을 지으며 일그러진다.(tic douloureux)

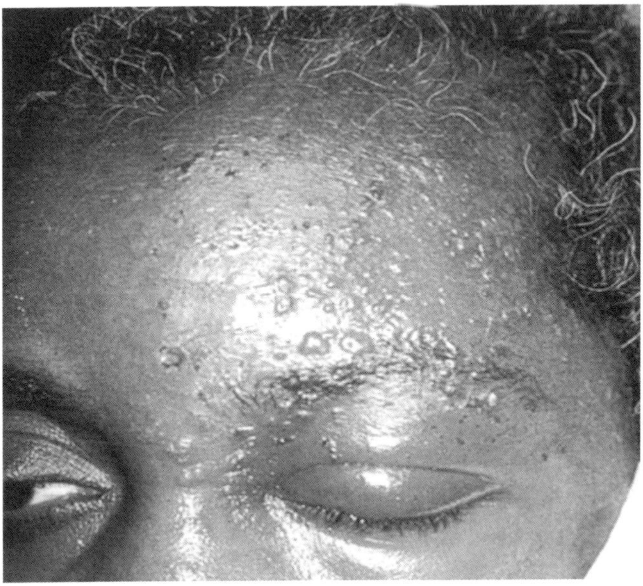

그림 15.4 대상 포진.

Source: SKINmed, 2003 Le Jacq Communications.

전형적인 삼차 신경통은 혈관 구조들(특히 상소뇌동맥)에 의해 삼차신경이 압박받게 되어 만성적이며 국소적인 탈수초가 발생되어 생긴다. 증상이 진행하거나 얼굴의 감각 저하가 나타나는 경우 종양, 뇌간 경색, 감염, 연수공동증과 같은 이차적인 원인에 의한 가능성을 고려해야 한다. 다발성 경화증과 같은 탈수초화 질환들도 삼차신경통을 발생시킬 수 있으므로 젊은 환자들에서는 특히 의심해보아야 한다. VIP, substance P가 삼차신경통에서 증가한다고 보고되고 있다.

삼차신경통의 치료는 우선적으로 약물치료를 시도하고 반응이 없을 경우에는 수술적 방법을 고려한다. Carbamazepine이 일차 약제이고(표 15.17) 그 외 여러 약제들이 많은 연구들을 통해 효과를 나타내었다. 통증 사이에도 지속적인 통증이 유지되는 경우 예후가 좋지 않다.

삼차 신경통의 치료 약제들은 시간이 지나면서 효과가 감소되며 환자들의 50% 이상에서는 수술적인 치료가 요구된다. 미세혈관 감압술은 신경을 누르고 있는 혈관을 제거하는 수술로 환자의 80%에서 수술 후 통증이 증감되고 대부분의 시간을 통증 없이 지낸다. 그러나 미세혈관 감압술은 청력소실, 뇌졸중, 사망 등 여러 가지 심각한 부작용이 발생될 수 있다(그림 15.5).

다른 침습적 방법으로 radiofrequency rhizotomy, 풍선 압박술(ballon compression), 감마나이프 방사선 수술(gamma knife radiosurgery), peripheral denervation with alcohol, cutting the nerve 그리고 onabotulinumtoxinA 주사 등이 있다.

표 15.17 삼차신경통의 약물

약물	하루 유지 용량
Carbamazepine	200−800 mg
Phenytoin	200−500 mg
Baclofen	30−60 mg
Clonazepam	1.5−8 mg
Gabapentin	900−2400 mg
Oxycarbamazepine	900−1800 mg
Topiramate	100−300 mg
Onabotulinumtoxin Type A	3개월마다 25 unit 이상

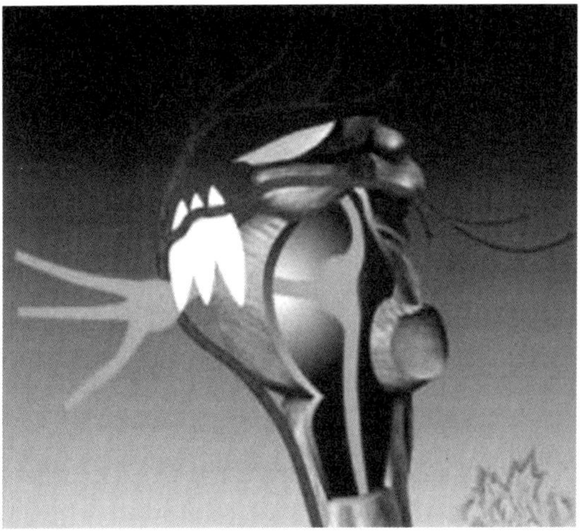

그림 15.5 미세혈관 감압술.

삼차신경통의 치료시 고려사항은 다음과 같다.

- 가능하다면 적은 용량의 약제를 사용하라(효과적인 약물들이 노인들에서는 부작용이 많다.).
- 약제의 효과는 시간에 따라 달라질 수 있음을 명심하라.
- 병동 치료를 고려하라.
- 응급실에서는 Phenytoin 또는 fosphenytoin 주사 사용을 고려하라.
- 통증이 없는 기간이 길어진 후 약제 감량을 시도하라.
- 많은 환자들에서 수술이 필요할 수 있다는 점을 인식하라.
- 수술 후유증이나 기대 수명등을 고려하여 수술 방법을 선택하라.

혀인두신경통

혀인두신경통(표 15.18)은 목, 편도, 귀 그리고 혀에 1분 이내의 통증이 발생하며 음식을 삼킬 때 악화된다. 실신은 급성 통증 시 발생할 수 있다. 삼차 신경통에서 사용하는 많은 약제들이 혀인두신경통에서 효과가 있다. 만약 이러한 약제들의 반응이 불충분하다면 혀인두 신경과 미주신경을 절제하거나 혀인두신경 미세혈관 감압술이 효과적일 수 있다.

표 15.18 혀인두신경통의 진단 기준(국제두통질환분류 제2판)

A. 얼굴 통증이 발작적으로 발생하고 1초에서 2분간 지속되며 B,C 진단 기준을 모두 만족
B. 통증은 다음과 같은 양상을 모두 가지고 있어야한다.
  1. 일측성 통증
  2. 혀의 뒷부분, 편도, 인두, 아래턱의 바닥 그리고/또는 귀
  3. 날카롭고, 찌르는 듯, 심한 통증
  4. 삼키거나, 씹거나, 말하거나, 기침하거나 그리고/또는 하품하면 유발
C. 환자마다 같은 양상의 통증이 반복된다.
D. 임상적으로 신경학적 결손이 없다.
E. 다른 질환에 의해 기인하지 않는다.

타는 입 증후군(Burning mouth syndrome)

타는 입 증후군은 구강의 구조물에 타는 듯 한 감각을 느끼는 증상으로 폐경 후 여성에서 가장 흔하다. 칸디다와 같은 진균 감염이 타는 입을 유발할 수 있고 알러지, 구강 감염 또는 역류 등도 발생 시킬 수 있다. Clonazepam 정제(0.5-1mg을 하루 세 번)를 삼킴 없이(씹거나, 몇 분 만에 넘기거나) 국소적으로 사용하면 효과가 있다.

지속적인 특발성 얼굴 통증

지속적인 특발성 얼굴 통증(표 15.19)은 앞서 분류된 통증 증후군에 맞지 않는 얼굴 통증으로 이전에는 비전형 얼굴 통증으로 불리웠다. 특발성 얼굴 통증이 있는 환자들은 통증을 감소시키기 위해 예방치료를 받기도 하고 치아, 코, 부비동등에 효과가 불분명한 시술을 받기도 한다. 환자들은 삼차 신경통 환자들보다 젊고 우울증과 같은 기분 장애도 가지고 있다. 통증 부위도 명확치 않고 편두통 증상도 드물기는 하나 편두통 약제들에 반응이

표 15.19 지속성 특발성 얼굴 통증의 진단기준(국제두통질환분류 제2판)

A. 얼굴 통증이 매일 나타나며 하루에 모든 또는 대부분 나타나고 B. C 진단기준을 만족해야 한다.
B. 통증은 얼굴 한쪽에 국한된 지역에서 발생되며 통증이 깊고 국소화가 잘 안된다.
C. 통증은 감각 저하 또는 다른 신체 이상이 나타나지 않는다.
D. 얼굴과 턱의 X-ray 를 포함한 검사상 설명할만한 이상소견이 관찰되지 않는다.

있기도 하다. 때때로 편두통이 얼굴 통증 위주로 나오기도 하는데 이를 아래반쪽(lower half) 편두통으로 부른다. 삼차신경통에 대한 치료가 종종 도움이 되기도 하지만 수술적인 치료는 삼차 신경통보다 효과가 덜하다. 치아 문제, 미세 농양, 얼굴의 종양, 심지어는 폐암도 지속적인 특발성 얼굴통증을 유발시킨다.

결론

얼굴통증의 치료는 쉽지 않다. 많은 환자들은 신경과 의사, 구강외과 의사, 통증전문의, 정신과 의사 그리고 신경외과 의사들이 서로 협진을 하기를 원한다.

REFERENCES

Chen SP, Fuh JL, Lirng JF, Chang FC, Wang SJ. Recurrent primary thunderclap headache and benign CNS angiopathy: spectra of the same disorder? *Neurology*. 2006;67(12):2164-2169.

Graff-Radford SB. Facial pain. *Neurologist*. 2009;15(4):171-177.

Pascual J. Other primary headaches. *Neurol Clin*. 2009;27(2):557-571.

Queiroz LP. Symptoms and therapies: exertional and sexual headaches. *Curr Pain Headache Rep*. 2001;3:275-278.

Rozen TD. Trigeminal autonomic cephalalgias. *Neurol Clin*. 2009;27(2):537-556.

16 외상 후 두통

뇌진탕은 외상에 의한 정신 상태의 변화로 의식을 잃을 수도 아닐 수 도 있다. 작은 외상에 의한 뇌 손상은 의식소실, 선행성 또는 후행성 기억손실, 정신상태의 변화 등을 초래하는 뇌의 생리적인 파괴로 연결되며 이는 사고 당시에 발생할 수 있으며 일시적일 수도 있고 지속적일 수도 있다.

국제 두통 학회는 외상 후 두통을 두부 외상의 중요성에 따라 분류하였다. 심각한 두부 외상을 시사하는 네가지 요소로는 :(1) 30분 이상 지속되는 의식 소실;(2) Glasgow coma scale 이 13점 이하;(3) 외상 후 기억 장애가 48시간 이상;(4) 비정상적인 영상 소견(두부 또는 두개골 골절)이다. 정의에 따르면 증상은 외상 후 7일 이내에 시작되어야만 한다. 이러한 증상들은 대부분 3-4일 안에 시작된다. 그러나 만약 다른 손상이 있거나 초기부터 진통제를 사용하게 된다면 환자들은 정확한 증상 발생 시간을 기억하지 못할 수도 있다. 급성 외상 후 두통은 3개월 이내로 호전되며 그 이상 지속되는 경우 만성 외상 후 두통으로 분류된다.

뇌진탕 후 증후군(postconcussion syndrome, PCS)은 인지 장애와 다음 8가지(피로, 수면장애, 두통, 어지럼증, 흥분, 감정 이상, 성격 변화, 무감동) 중에 적어도 3가지 이상을 가져야 한다(표 16.1). 증상은 외상 후 시작되거나 나빠지며, 사회적인 활동에도 장애가 생긴다. 이런 경우 치매를 배제해

표 16.1 비두통 증상

뇌신경 증상과 소견	정신과적/ 신체적 증상	발작 같은 증상(뇌파 정상)
■ 어지럼증 ■ 현훈 ■ 이명 ■ 청력 소실 ■ 시력 감소 ■ 복시 ■ 집중력 감소 ■ 빛과 소음에 민감해짐 ■ 맛과 냄새가 둔감해짐	■ 안절부절 못함 ■ 불안 ■ 성격 변화 ■ 피로감 ■ 수면 장애 ■ 성욕 감퇴 ■ 식욕 감소	■ 비특이적이고 지속적으로 주시하는 양상이 보임 ■ 전정기관이상 아닌 어지럼증 ■ 의식소실 ■ 기면증 ■ 일시적 지남력 소실 ■ Fugue 와 같은 상태

야만 한다.

뇌진탕 후 증후군은 오랫동안 논란의 여지가 많았다. 1908년에 Harvey Cushing이 "비록 이러한 증후군을 설명할 만한 객관적인 증거는 없지만 이들의 증상은 환자들에서 균일하게 발생되고 있다" 라고 정의하였다. 이러한 논란은 지속되었고 의료소송등을 크게 증가시켜, 이러한 문제들에 대하여 간단한 설명이 필요함을 요구하게 되었다. 최근에는 두부 외상이 있는 군인들에서 흔하게 발생됨으로써 꾀병이거나 다른 비생물학적 설명등으로 취급하는 경향이 많이 줄었다.

외상 후 두통은 만성 긴장형 두통, 편두통, 만성 편두통 그리고 군발두통과 비슷하게 나타날 수도 있다. 어떠한 환자들은 여러 두통 질환의 증상을 같이 가지고 있기도 하다. 군발두통 환자들이 외상 후에 설명하기 어려운 형태의 두통으로 진행하기도 한다. 외상 후 후유증에서 두통이외의 증상들은 표 16.1에 있다.

외상 후 두통은 흔하다. 뇌진탕으로 응급실에 내원했던 환자들중 한 달 뒤 31-90%에서 두통을 호소하고 두 달 후에는 32-78%에서, 1년 뒤에는 8-35%에서, 2년에서 4년 뒤에는 20-24%에서 두통을 호소한다. 그러나 환자들은 이러한 두통, 어지럼증, 우울증, 불안증, 흥분 등으로 자발적으로 병원에 내원하지는 않는 경향을 보인다. 환자들은 이러한 증상이 있을 때는 직접적으로 문의를 하는 것이 바람직하다.

그 외 외상 후 다음과 같은 원인에 의해서도 두통이 발생하기도 한다.

- 경막하/경막외 혈종
- 두개내 저혈압
- 두개내 고혈압
- 경추 두통
- Dysautonomia cephalgia
- 경상돌기 골절
- 턱관절 손상

두부 외상은 뇌조직의 복합적이고 무질서한 방향성의 피동적 이동으로 인해 발생된다. 이는 Ca^{2+}, K^{+}, glutamate가 세포외로 유출되어 뇌기능이 손상되고 당 대사나 혈액 흐름 과정에 문제를 발생시킨다(그림 16.1).

Diffusion tensor 영상에서 anterior corona radiata, uncinate fasciculus, corpus callosum, inferior longitudinal fasculus, cingulum bundle에서 미만

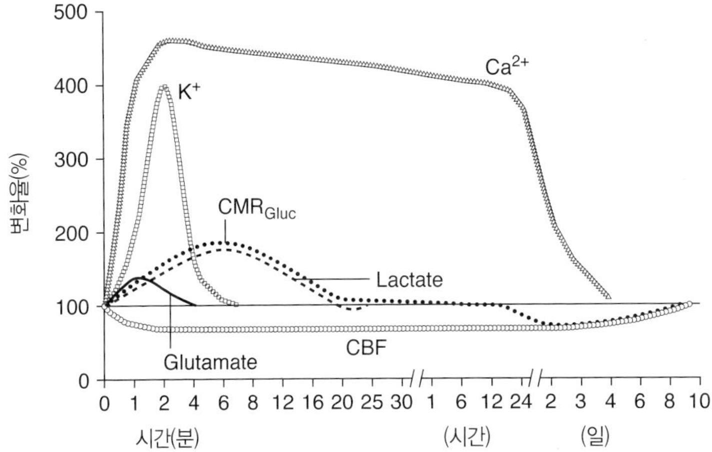

그림 16.1 뇌진탕 이후에 신경대사 물질의 변화가 다음과 같다.

Source: Giza CC et al. In: Cantu RC, Cantu RI, eds. *Neurologic Athletic and Spine Injuries*. Philadelphia, PA:WB Saunders;2000:80-100.

성 축삭 손상으로 인해 백질의 연결이 감소되어 보일 수도 있다. Gradient echo MRI에서는 미세 출혈이 보이기도 한다(그림 16.2). 그러나 두부 영상에서 정상으로 나오는 경우도 적지 않다.

유사한 정도의 뇌 손상 후 매우 다른 예후를 보이는 점을 이해하기 위하여 뇌진탕 후 증후군이 표 16.2에 열거한 두가지 요인과 연관됨을 고려하여야 한다.

외상 후 두통과 외상 후 증후군을 평가하기위해 여러 검사법을 시행할 수 있다. 그러나 이러한 평가 과정은 법적인 분쟁과 비난의 위험성 등으로 실제적으로 잘 이루어지지 않은 경향이 있다. 두부 영상 검사와 신경 생리 검사는 치료 과정을 결정하는데 많은 가치를 지닌다. 다른 검사법들도 법적인 분쟁과 환자들의 강한 요구에 의해 시행되어지기는 하나 진단이나 치료 과정 결정에 별로 유용하지 않다(그림 16.3).

신경심리검사는 초기에는 자주 비정상일 수 있으나 시간이 지나면서 정상으로 회복된다. 청각 각성이나 반응 속도, 집중력, 시각 및 언어 기억력, 언어 유창성, 분석 능력검사 등에서 비정상으로 나타날 수 있다.

꾀병은 검사가 정상으로 나왔으며 근거가 불충분한 증상 호소를 지속한

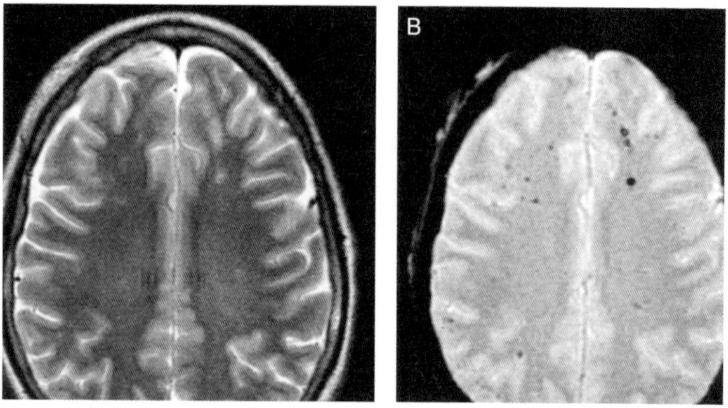

그림 16.2 뇌진탕과 경도의 뇌 손상. 경도의 뇌진탕으로 후유증이 전혀 없는 환자들에서 다른 원인으로 사망한 이후 조직 소견에서 미만성 축삭 손상 소견이 일관되게 관찰된다.

표 16.2 뇌진탕 후 증후군

1기 - 초기	2기 - 후기
▪ MRI, PET, SPECT와 관련 있는 소견과 비정상적인 신경심리 검사 ▪ 수개월이상 호전됨 ▪ 만약 검사가 정상이더라도 결손이 지속될 수 있다.	▪ 두통이 지속되고 정신병리학적 신경인지적인 결손 ▪ 자주 더욱 심한 초기 두통에 의해 예측됨 ▪ 이미 존재하던 취약성에 영향을 받음 ▪ 가능한 기전 : windup, kindling, aberrant reinnervation ▪ 사회적, 정신적 요소들이 많이 영향을 줌

다고 하여 진단 내려지는 것은 아니다. 환자들이 더이상 할 수 없다고 불만하였던 일들을 실제로 수행하고 있는 상황들을 우리는 보기도 한다. 다른 특징적인 소견은 이러한 환자들에서 반사회적 성격장애 또는 경계성 성격장애가 보이기도 하고 직업적 능력 결여 등이 관찰된다는 것이다.

VALUE ↓

1. MRI/CT
2. Neuropsychologic testing
3. ENG
4. BAEP/P300*
5. PET/SPECT*
6. EEG*
7. LP*

기본검사로는 가치가 없음.

그림 16.3 검사 과정.

지료

환자들은 먼저 무엇이 잘못되었는지 설명을 듣기를 원하고, 그 다음 증상을 경감 시켜주기를 원한다. 그들은 목표에 도달할 수 있는 방법에 대해서 알기를 원하고 실질적인 기대를 충족하기를 원한다.

비약물적인 치료로 정신적 심리적 도움을 주기 위하여 물리치료, 작업치료, 언어치료, 직업재활, 생체되먹임(biofeedback)와 이완요법 그리고 인지-행동 치료 등을 시도한다. 대조군 연구에서 입증된 약물치료법은 없다. 일부에서 dihydroergotamine 주사와 chlorpromazine 주사 요법이 단기간 치료에는 효과가 있었다는 보고가 있었다. 또한 sumatritan, amitrityline 그리고 후두 신경 차단술등도 효과가 있다는 보고가 있었다.

가장 좋은 치료는 원발두통에서 처럼 예방이 최선이며 동반된 증상을 조절하고 심리치료, 생체되먹임, 물리치료, 마사지 등을 이용하여 약물 남용을 방지하는 것이다. 이러한 치료법은 증상 조율법, 이완 방법, 방문한 가족들을 상대로 교육 및 지지 요법도 포함된다. 치료에 반응이 없다고 해서 정신적인 문제라고 판단하지 말아야한다.

REFERENCES

Cushing H. Subtemporal decompressive operations for the intracranial complications associated with bursting fractures of the skull. *Ann Surg*. 1908;47(5):641-644.

Evans RW, Rozen TD, Mechtler L. Neuroimaging and other diagnostic testing in headache. In: Silberstein SD, Lipton RB, Dodick DW, eds. *Wolff's Headache and Other Head Pain*. 8th ed. New York, NY: Oxford University Press;2008:63-93.

Vijayan N, Dreyfus PM. Posttraumatic dysautonomic cephalgia: clinical observations and treatment. *Trans Am Neurol Assoc*. 1974;99:260-262.

Young WB, Packard RC, Katsarava Z. Headaches associated with head trauma. In: Silberstein SD, Lipton RB, Dodick DW, eds. *Wolff's Headache and Other Head Pain*. 8th ed. New York, NY: Oxford University Press;2008:473-488.

17 뇌척수액 압력 또는 양에 의해 유발되는 두통

서론

뇌척수액의 균형이 깨지면 두통이 발생한다. 때로는 두통의 양상을 근거로 뇌척수액의 문제일 수 있다는 의심을 갖게 되지만 그렇지 않은 경우도 종종 있으므로 의사는 병력이나 환자 상태를 면밀히 살펴서 감별하여야 한다. 결국 최종 진단은 요추천자를 통한 압력 측정으로 이루어진다. 압력이 정상인 경우 뇌척수액의 양과 동역학 측면을 분석하여야 한다.

뇌척수액 생산과 순환

뇌척수액은 뇌실의 맥락총에서 주로 생산된다. 이 액체는 뇌와 척수 주변을 순환하다가 arachnoid villi 를 통해 경막정맥동으로 흡수된다. 하루에 약 500mL 가 생산되며 총 양은 80~150ml이다(그림 17.1).

두개강내 고혈압(Intracranial Hypertension) : 발병기전

압력은 양(비례)과 탄성(반비례)의 영향을 받는다. 너무 많은 뇌척수액이 생산되거나 arachnoid villi 를 통한 흡수가 지연 될 경우 두개강내 압력이 상승하게 된다. 뇌수막염이나 지주막하 출혈에 의해 뇌척수액 흡수가 지연될 수 있다. 탄성이 감소되는 현상(stiff brain/dura)이 특발성 두개강내 고혈압(Idiopathic intracranial hypertension, IIH)을 발생 시키는 것으로 여겨진다.

두개강내 압력이 두통이 발생시키는지 명확하게 밝혀지지 않았으나 통증에 민감한 두개구조물을 자극하면서 발생되는 것이 많은 부분 받아들여지고 있다. 아래 그림처럼 시신경유두 부종(papilledema)은 증가된 두개강내 압력이 열려있는 시신경집을 통해 신경을 직접 압박하여 발생한다.

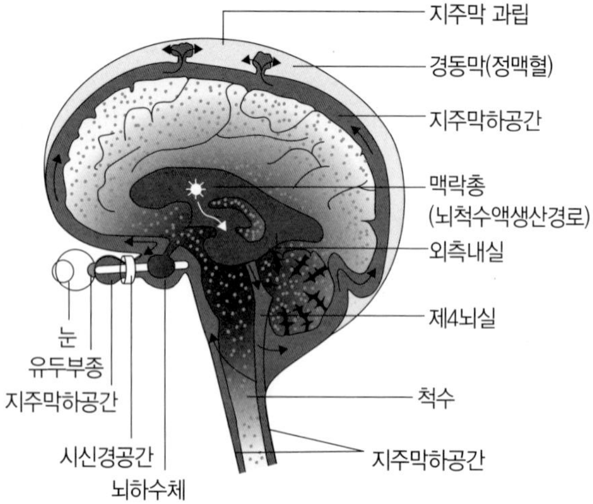

그림 17.1 뇌척수액 순환.

Source: http://www.ihrfoundation.org

두개강내 고혈압 : 임상 증상

두개강내 압력이 상승되어 두통이 발생하고 시신경유두부종이 관찰되는 경우 이전에는 pseudotumor cerebri라고 불리웠고 의사들은 뇌종양이 있을 것이라고 잘못 이해했다. 전형적으로 환자들은 젊고, 비만한 여자로 지속적인 두통을 호소하고, 자주 편두통양 두통을 보이고, 일시적으로 시력 감퇴가 생기며 박동성 이명 증상을 호소한다. 그러나 두개강내 고혈압의 두통 양상은 실제적으로 다양하고 나이, 성별, 체형도 다양하게 나타난다. 두통 양상은 일정한 특징 없이 전반적으로 압박을 느끼는 형태로부터 편두통과 같은 형태(일측성, 쑤시듯, 오심, 빛공포증, 소리공포증)로 나타나기도 한다. 두통은 누웠을 때 악화되는 것이 일반적이지만 때로는 완화되기도 특별한 변화가 없기도 한다. 두통의 강도도 환자마다 다양하며 시간에 따라 변하거나 지속적으로 아프기도 하는 등 변화무쌍하게 나타난다. 이전부터 편두통이나 긴장형 두통이 있던 환자들에서 두개강내 고혈압이 동반되면서 매일 두통으로 바뀌거나 다른 형태의 두통으로 변화하기도 한다. 적절한 예방 치료가 실패하게 되고 이후 약물 과다 복용이 병합되면 진단 과정을 더욱 복잡하게 만들 수 있다. 시신경 유두부종은 없을 수도 있으며 정맥 박동도 거의 관찰되지 않을 수 있다. "pseudotumor"는 잘못된 개념을 줄 수 있으므로 "intracranial hypertension"이라는 용어를 사용하는 게 적절하다. 때로는 이차적인 원인이 밝혀지기도 하지만 대부분이 특발성 두개강내 고혈압이다.

특발성 두개강내 고혈압(Idiopathic Intrcranial Hypertension) : 감별진단 및 검사

시신경 유두부종이 관찰될 경우 안과전문의 협진이 필요하며 시야검사를 반드시 시행해야 한다. 시각이상 증상(암점이 커진다거나 시야 검사 상 이상소견이 보이는 경우)이 보일경우 치료가 시급하다. MRI 상에서 뇌하수체가 납작하게 보이고 정맥동의 협착이 관찰되어 두 개강내 압력 증가를 시사할 수 있다. 그러나 이러한 소견들은 비특이적이다. 뇌실이 찌그러져 있을 수도 있으나 이는 뇌척수액 공간의 탄력 감소로 나타나는지 최근에 시행한 요추천차로 인한 소견인지 불명확하다.

요추천자는 진단뿐만 아니라 치료목적으로도 사용된다. 압력은 옆으로 누워 환자를 이완시킨 상태에서 측정한다. 정상 압력은 10-20cm CSF이며 20-25cm CSF는 "경계역(gray zone)"이고 25cm CSF 이상일 경우 확실히 높다고 본다. 비만 환자들은 기본적으로 더 높게 측정되므로 진단시 이러한 점을 고려해야만 한다. 같은 개념으로 마른 환자들은 더 낮게 측정되므로

표 17.1 특발성 두개강내 고혈압의 감별 진단

뇌종양 두통
경막하 혈종
수두증
약물 유발성 두개강내 고혈압(NSAID, minocycline)
뇌수막염 또는 뇌수막염후 두 개강내 고혈압(특히 곰팡이)
만성 편두통
만성 긴장형 두통
신생매일지속두통
지속반두통
약물 과용 두통
가성 유두부종을 동반한 원발두통

20-25cm CSF일 경우 높은 것으로 볼 수 있다. 뇌척수액 검사에서는 보통 정상 소견이며 염증 세포가 검출 되지는 않지만 단백질이 감소되어 있는 경우도 있다. 표 17.1은 감별해야 한 질환들이다.

두개강내 고혈압 : 치료

요추천자를 통해 압력이 15cm CSF까지 떨어지도록 충분한 뇌척수액을 배출 시킨다. 뇌척수액 압력이 다시 정상화 됨으로서 뇌척수액 순환이 원활해지고 두통이 감소된다.

체중감량은 과체중이나 비만 환자들에서 치료방법으로 선택될 수 있다. 몇몇 약제들이 특발성 두개강내 고혈압에 사용되기는 하나(표 17.2) 우선적인 선택은 carbonic anhydrase inhibitor인 acetazolamide이다(3-4 g/day). 또한 Topiramate도 carbonic anhydrase inhibitor로서 작용하기는 하나 매우 고용량(600-1000mg/day)이 요구된다. Topiramate는 체중 감소라는 부작용이 있어 비만환자들에서 유용하다. 그러나 많은 환자들이 뇌척수액 압력을 낮출 정도의 고용량 carbonic anhydrase inhibotor에 견디기 힘들어 하므로 이뇨제를 같이 사용하는 것이 필요하다. 가장 일반적으로 사용 될 수 있는 이뇨제로는 furosemide, hydrochlorothizide, spironolactone 등이 있다.

약물 치료 금기, 환자들이 약물을 견디지 못하는 경우, 또는 시력이 위협을 받을 경우에 중재적 시술이 필요할 수도 있다. 반복적 요추천자는 약물 치료의 효과가 충분히 나타날 때까지 일시적으로 좋은 효과를 보일 수 있는 방법이다. 시신경집 천공술(optic nerve sheath fenestration)은 시신경 주위의 경질막을 아주 작게 자르는 수술로 응급상황에서 시력을 보존하는 방법이다. 이는 뇌척수액이 배출 될 수 있는 출구를 만들어 시신경에 가하는 압력을 줄이는데 시간이 경과후 경질막의 상처가 신경과 유착되어 뇌척수액이 확보된 공간이 사라져서 손상을 받을 수 있는 문제점이 발생할 수 있다. 또한 시력을 보존하는 데는 효과적이나 나머지 부분에는 압력이 줄어들지 않아 두통은 호전되지 않는다. 뇌실복강션트나 요추복강션트 등이 다른 방법인데 이 또한 감염이나 수술 실패, 과량 배출 등의 합병증으로 인하여 좋은 선택은 아니다.

표 17.2 특발성 두개강내 고혈압 치료 약물

약물	초기 용량	목표 용량	부작용	감시/주의
Acetazolamide	250 mg	2000−4000 mg/day, 분할	오심, 이상감각	신장 결석 주의
Furosemide	10 mg	40−80 mg	저혈압	칼륨수치 추적
Hydrochlorothiazide	12.5 mg	25−50 mg	저혈압	항고혈압 효과는 시간이 갈수록 감소
Spironolactone	25 mg	100−200 mg/day	저혈압	칼륨 보존으로 수치 감시, 다낭성난소증후군 가능성
Topiramate	25 mg	600−1000 mg/day	인지기능 저하, 감각이상, 체중감소, 탈모, 기분이상	효과 증거 부족, 약한 carbonic anhydrase inhibitor 효과, 체중감소와 신장 결석 그리고 녹내장 감시

두개강내 저혈압(CSF HYPOVOLEMIA) : 발병 기전

이 현상은 뇌척수액이 순환 밖으로 유출되어 초래되는 것으로 자주 외상이나 요추천자 후 발생한다. 머리, 목, 허리 외상에 특별히 취약한 사람들(혼합결합조직질환, 척추를 따라 신경집의 게실 형성 환자, 얇은 사골판(cribriform plate))에서 뇌척수액의 누출을 야기할 수 있다. 일부에서 다른 원인 없이 발생하기도 한다. 션트 수술 후도 발생하기도 한다.

기립성 두통은 뇌척수액이 지니는 부력이 부족해지면서 경질막을 잡아 당기게 되고 중력에 의해 기계적인 긴장을 하게 되어 수막의 통각 수용기를 활성화 시키고 신경염증 물질이 나오면서 발생된다고 설명한다. 그러나 아직 두통 발생 원인에 대한 확실한 증거는 없다. 다른 이론으로는 얇은 벽을 가진 정맥과 정맥동이 보상기전에 의해 팽창하게 됨에 따라 통증 민감 구조물들이 자극을 받아 통증이 발생한다는 것이다. 또 다른 가설로는 요추의 수막낭(thacal sac)의 탄력이 증가하면서 발생된다고 한다. 기립상태에서 뇌척수액이 헐렁하고 높은 탄성을 가진 요추 부위로 떨어지게 되고 머리부위에는 뇌척수액이 부족해짐에 따라 앞서 언급한대로 부력이 감소하고 정맥이 확장된다.

두개강내 저혈압 : 임상 증상

두개강내 저혈압의 중요한 특징은 모든 환자에서는 아니지만 대부분 기립성 두통이 발생한다는 것이다. 사실 어떤 환자들은 묘사하기 어려운 두통을 호소하기도 하고 오히려 누우면 악화된다고 하기도 하고 두통이 없는 경우도 있다. 뒷목부위와 어깨뼈 안쪽으로 통증이 나타나기도 하고 편두통 증상이 두드러지게 나오기도 한다. 뇌줄기 증상과 소견이 나오기도 하는데 이는 압력이 감소하여 뇌가 가라앉으며 나올 수 있다. 심하게 뇌압이 떨어질 경우 후뇌 탈출로 인하여 혼수상태가 되기도 한다. 이러한 현상은 갑자기 발생하여 벼락 두통처럼 발생하기도 한다. 특발성 두개강내 고혈압처럼 이전에 두통이 있던 환자들은 혼합된 형태의 두통이 나오기도 하고 전혀 다른 형태의 두통을 호소하기도 한다. 또한 예방적인 치료에 실패하게 되면 약물 과용이 종종 일어나곤 한다(표 17.3, 표 17.4).

표 17.3 두개강내 저혈압 두통의 특징

■ 시간경과에 따른 두통 양상이 바뀜	■ 오후에 악화 되는 두통
■ 비기립성 두통의 예감	■ 운동, 기침, 복압 증가시 악화
■ 갑작스러운 시작	■ 자연 회복 및 재발
■ 뒤바뀐 위치 두통	

표 17.4 두개강내 저혈압의 비두통성 증상

■ 목 또는 어깨뼈 주변 통증	■ 추체외로 또는 연수 증상 및 소견
■ 오심/구토	■ 유즙 누출, 프로락틴 증가
■ 복시	■ 상지 뿌리병증
■ 청력 이상	■ 메니에르 양상 증상
■ 빛 공포증, 시력 이상, 시야 이상	■ 보행 장애
■ 얼굴 감각 저하/위약	
■ 의식 변화	

두개강내 저혈압 : 감별진단과 검사

진단이 병력 청취(예를 들면, 기립성 두통이 요추 천자 후 수일간 지속하는 증상)에 의해 명백해지면 추가 검사를 하여 확진하기 보다 간단하게 치료에 들어가는 것이 좋다. 반복된 요추 천자는 증상을 악화 시킬 수 있으며 신경 영상 검사는 고가이기 때문이다. 대증치료를 통해 대부분 완벽히 호전되지만 때로는 중재적 시술이 필요할 때도 있다.

병력 청취로 진단이 불분명한 경우 가장 좋은 비침습적인 검사는 조영제를 사용하며 두부 MRI 를 시행하는 것이다. 뇌척수액양의 부족으로 인한 MRI 소견으로는 뇌가 밑으로 처지거나(Arnold-chiari malformation 으로 잘못 진단할 수도 있다.), 경수막(pachymeninges)의 조영증강, 뇌하수체의 충혈, 정맥동 확장, 위쪽 눈 정맥(superior opthalmic vein)의 수축, 경막하에 물이 고이는 등의 소견이 보인다. 이러한 모든 변화는 두개내 뇌척수액양과 압력이 감소되면서 이를 보상하기 위해 다른 부위의 액체가 증가하는 Monro-Keillie 가설에 의해 설명된다. 이런 현상은 가장 쉽게 정맥의 확장으로 나타나며 특히 거대한 정맥동이나 경수막이나 뇌하수체의 정맥에서 잘 발생한다. 위쪽 눈 정맥은 두개 밖의 정맥과 두개내 정맥을 연결 시켜주는 도관으로 두개내 압력이 감소하면서 혈류 속도가 증가하면서 수축하게 된다(Bernoulli's principle). 그러나 너무 심하거나 경막하 액체가 고여 있

표 17.5 두개강내 저혈압 감별 진단

만성 편두통
만성 긴장형 두통
신생매일지속두통
지속반두통
약물 과용 두통
두통 증상이 나오는 기립성 빈맥
암종 수막염

표 17.6 두개강내 저혈압에서 MRI 소견

경수막 조영증강	경막하 액체 몰림
뇌 쳐짐 :	정맥동의 충혈
Chiari malformation 양 변화	뇌하수체 비대
수조(cistern) 두드러짐	작은 뇌실
후두와 붐빔(Crowded posterio fossa)	뇌간이 늘어남
시신경교차가 평평해짐	위쪽 눈 정맥의 수축

Abbreviations: MRI, magnetic resonance imaging.

표 17.7 두개강내 저혈압에서 척추 MRI 소견

지주막외 액체
뇌척수액의 경막외 유출
신경집의 게실
경수막 조영증강
정맥얼기의 충혈

을 경우 이러한 보상 작용도 제한적일 경우가 있다. 뇌 MRI와 유사하게 척추 MRI에서도 경막이나 정맥의 변화가 관찰될 수 있으며 뇌척수액의 누출되는 부위가 관찰되기도 한다(표 17.5 - 17.7, 그림 17.2 - 17.4).

두개내 저혈압 환자 모두에서 이러한 MRI 소견이 보이는 것은 아니다. 두개내 저혈압이 의심되나 전형적인 MRI 소견이 없다면 요추 천자를 시행해야만 한다. 압력은 옆으로 누운 상태에서 측정돼야만 한다. 어떠한 경우 압력이 너무 낮아서 측정이 안 되기도 하고 아주 드문 경우 음압이 걸리기도 한다(검사자는 바늘을 따라 공기가 빨려 들어가는 소리를 들을 수 있다.). 뇌척수액 압력은 다른 자세(앉거나 엎드리거나)에서도 측정할 수 있는데 이는 해석하기가 어려울 수 있으며(앉은 자세는 어려 다른 요소들이

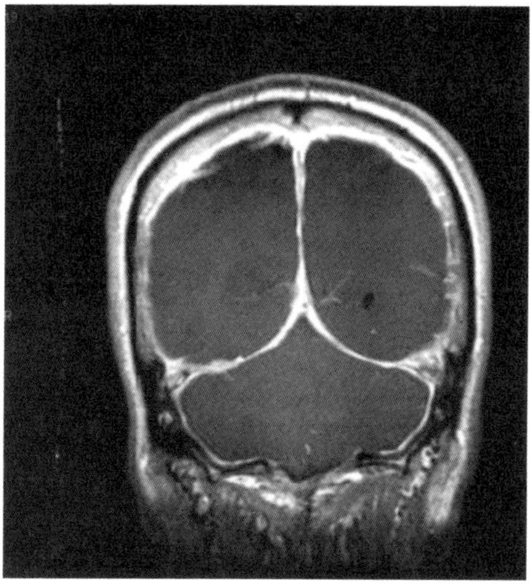

그림 17.2 경수막의 조영증강은 관상면에서 가장 잘 보임. 가로영상이나 시상영상에서도 쉽게 관찰할 수 있음.

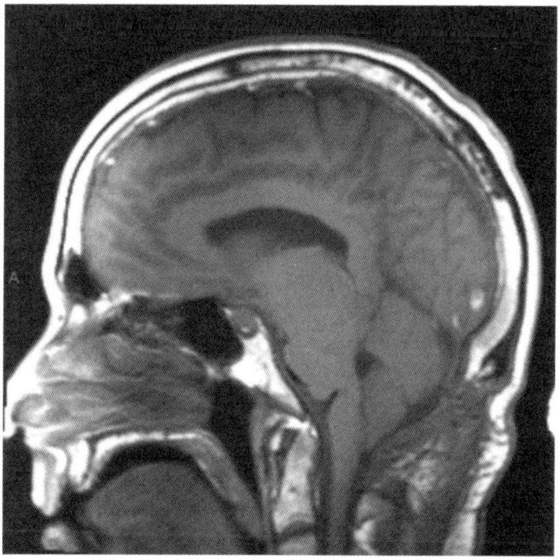

그림 17.3 소뇌편도 탈출, 평평한 교뇌, 전반적으로 가라앉은 뇌가 관찰된다. 또한 중심 시상영상 T1에서 뇌하수체 비대가 보인다. 이 환자는 Chiari-I malformation으로 오진하여 후두엽 절제술을 시행함. 후두엽의 고신호강도로 보이는 것은 열린타원구멍에 의해 발생된 색전증에 의한 뇌경색이 남은 부분임(which, incidentally, was closed without improvement of the headache).

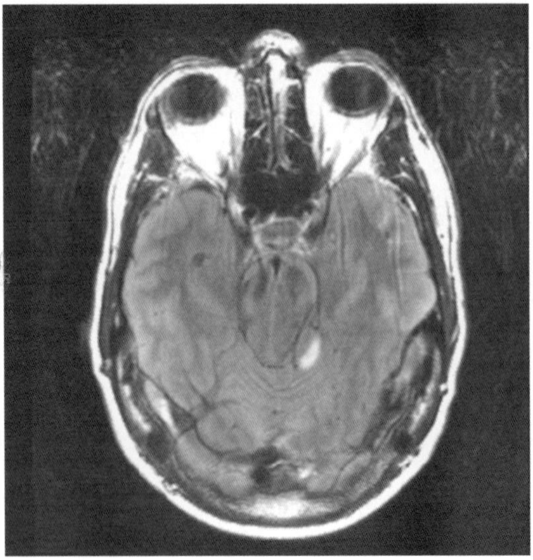

그림 17.4 가장 현저하게 보이는 점은 뇌의 탈출된 부분에 의해 눌려서 신호 증가 소견을 보인다. 뇌간의 뒤틀림이 잘 관찰되고 안장의 비대가 두드러지게 보인다.

영향을 미치고 엎드리면 복압에 의해 좌우되기도 한다.) 이러한 자세에서 압력의 정상 기준도 불명확하다. 그러나 옆으로 누운 자세와 앉은 자세에서 압력을 측정하여 hydrostatic indifferent point(HIP)를 계산하게 되면 도움이 된다. HIP는 척추를 따라가면서 압력이 제로점인 부분으로 일반적으로 서있을 경우 상부 흉추부 또는 하부 경추부에 위치한다. 옆으로 누웠을 때와 앉았을 때 압력을 측정하여 차이를 계산하면 HIP를 정한다. 기립성 두통에서 요추부위의 탄성이 증가되어 HIP 수치가 낮아진다. 뇌척수액 검사에서는 언제나 정상 소견을 보이며 염증 세포는 없으나 단백질은 증가될 수 있다.

방사선동위원소뇌수조조영술(Radionuclide cisternography)은 위의 진단결과가 불분명할때 확인할 수 있는 검사법이다(그림 17.5). 요추천자를 시행하여 압력을 측정한 후 방사선동위원소를 뇌척수액 공간에 주입한다. 주입후 4시간, 12시간, 24시간 영상을 얻는다. 이 검사는 뇌척수액의 역동성을 측정한다. 정상적인 순환일 경우 동위원소가 4시간정도에 두개부에서 관찰되기 시작하고 12~24시간 정도에 뇌고랑(cerebral convexities)에

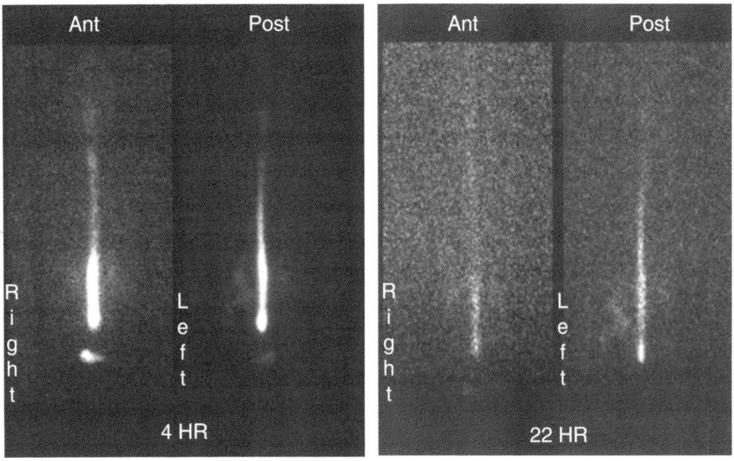

그림 17.5 핵 뇌수조 조영술(Nuclear cisternography). 4시간 후에 추적자가 신장/방광에서 관찰되는 비정상적인 소견이 보이고 뇌고랑에서는 관찰되지 않는다.

도달하게 되며 그 이후에는 신장과 방광으로 배출된다. 두개내 저혈압에서는 4시간에 이미 신장과 방광에 도달하게 되고 12~24시간이 지나도 뇌고랑에 도달하지 않으며 foramen magnum 위로 올라가지 않는다. 그러나 이 검사의 영상 해상도가 낮아 뇌척수액 누출이 크지 않으면 잘 보이지 않는다. 코 부위에서 누출이 의심될 경우 코에 외과용 거즈를 삽입하고 검사 후에 제거 한다. 거즈에 추적자가 높게 검출이 되면 코부위에서 뇌척수액이 누출 되는 것으로 본다. 일부 연구에서는 코에서 뇌척수액 누출이 의심될 경우 뇌척수액을 얻기 위해 많은 노력을 하는데 뇌척수액의 표지인자인 beta-transferin의 검출 여부를 확인하는 경우도 많다.

누출이 되는 부위를 찾는 가장 좋은 방법은 CT myelogram/cisternogram이다. 방사선 동위원소 검사와 마찬가지로 요추 천자를 시행하여 radio-opaque iodinated 조영제를 주입한다. 영상은 모든 척추부위(두개골 부위에서 의심될 경우 그 부위까지 영상을 얻는다.) 에서 얻는다. 이 방법은 해상도가 높아 직접 누출 부위를 확인할 수 있다. 영상은 즉시 얻으며 만약 누출이 관찰되지 않으면 3-4시간 후에 다시 얻는다. 매우 빠르게 누출이 되면 조영제가 넓은 범위로 유출 되어 국소화 하기 어렵기는 하나 이 소견만으

표 17.8 두개강내 저혈압의 형태s

Type I(전형적): 두통, 비정상 MRI, 낮은 압력
Type II(정상 압력): 두통, 비정상 MRI, 정상압력
Type III(정상 수막s): 두통, 정상 MRI, 낮은 압력
Type IV(두통없음): 두통 없음, 비정상 MRI, 낮은 압력

로도 누출을 증명할 수 있으므로 유용하다. 매우 천천히 누출이 되는 경우도 조영제가 시간이 지나면서 감소되므로 국소화 하기가 어렵다(4시간이면 사라진다.)(표 17.8).

척추 MRI는 유용하게 사용될 수 있으나 누출이 크지 않으면 찾아내기가 어렵다. 얇은 절편으로 시행한 T2-weighted image 가로영상이 누출을 찾는데 가장 좋다. 그러나 이 검사법은 뇌척수액의 분포만 알 수 있을 뿐 동적인 면은 알지 못한다. 일부에서는 MRI myelography/cisternography를 조영제를 사용하여 검사한다. 이 검사는 CT myelography/cisternography와 같은 방식으로 한다. 장점은 방사선 노출이 적다는 점과 CT 조영제로 인한 알레르기 반응이 적다는 점과 gadolinum 은 뇌척수액에서 72시간 이상 존재하므로 매우 천천히 누출이 되는 경우도 확인할 수 있다는 점이다. 그러나 gadolinum 이 직접 척수에 노출이 될 경우 척수괴사가 일어날 수 있어 안전성이 문제가 된다.

때때로 수술을 통해 직접 확인해야 할 경우도 있다. 요추천자를 하여 추적자로써 fluouroscein을 주사하고 누출부위가 확인이 된다면 수술적인 치료를 시행한다.

두개강내 저혈압 : 치료

절대안정, 수액치료, 카페인 복용, 복대 등의 대증요법이 있다. 두통 증상에 맞춘 약제들은 질환이 해결될 때까지 유지하는 것이 유용하다. 때로는 수액, 카페인, 약제 등을 주사하기도 한다.

이러한 대증요법들을 실패할 경우 요추부위에 경막외첩포술(epidural patch)을 시행하면 누출 부위와 상관없이 효과적이다. 이 치료법은 바늘을 경막외 공간에 환자 자신의 혈액 10-20ml를 주사하는 것이다. 이 치료의 이

표 17.9 두개강내 저혈압의 치료 방법

침대 안정	경막외 혈액 봉합술
수액공급	지속적 경막외 수액 주사
카페인	경막외 dextran 주사
Theophylline	경막외 fibrin sealant 주사
복대	경막내 주사
스테로이드	수술적 복원
NSAIDs	

Abbreviations: NSAIDs, nonsteroidal anti-inflammatory drugs.

름처럼 혈액이 누출부위를 막아줄뿐아니라 혈액이라는 액체가 요추 부위의 탄력을 감소시켜서 HIP 위치를 올리고 기립성 두통을 호전시키는 것이다. 사실 어떤 액체를 사용해도 된다. 식염수, dextran, fibrin glue 등이 혈액 대용으로 사용된다. 그러나 식염수는 빠르게 흡수되고 dextran은 비싼 단점이 있다. Fibrin glue는 는 누출부위를 막아주는 효과가 있기는 하지만 다른 사람들의 혈액에서 채취된 것으로 전염병 위험성이 있으며 고가이다. 때로는 경막외첩포술이 반복적으로 시행되어야 하고 누출 부위에서 시행되어야 효과를 나타내기도 한다. 효과가 없는 환자들에서는 지속저으로 식염수나 dextran을 주입시키면 호전될 수 있다는 보고도 있다.

누출 부위가 크거나 뼈의 손상이 있으며 수술적인 복원술이 필요할 수 있다. 충분한 시간을 가지고 누출 부위가 완전히 막힐 때까지 기다리는 게 좋으며 수술적인 치료는 최종적인 방법이다. 요추부위의 탄성이 증가된 환자들에서 수술적인 치료로 요추부위를 따라 strip 을 제거하고 다시 재생되면서 탄성을 영원히 감소시켜서 치료하기도 한다(표 17.9).

치료 후에는 모든 환자들에서 두개강내 고혈압이 발생할 수 있으므로 주의해야 한다. 드문 경우이기는 하나 한 남자 환자에서 자발적인 뇌척수액의 누출이 되어 치료를 시행한 후 시신경유두부종이 관찰되는 두개강내 고혈압이 발생하였다. 따라서 치료 시에는 정상 압력이나 뇌척수액 양이 잘 유지되도록 균형을 맞추어야 한다.

요약

뇌척수액의 압력/양에 의해 발생되는 두통은 다양한 임상 증상을 가진다.

때로는 매우 혼돈되어 주의 깊게 분석하고 단계별 검사와 치료를 수행하는 것이 중요하다.

REFERENCES

Fishman RA. *Cerebrospinal Fluid in Diseases of the Nervous System*. Philadelphia, PA: W.B. Saunders Company; 1980.

Friedman DI. Idiopathic intracranial hypertension. *Curr Pain Headache Rep*. 2007;11(1):62-68.

Levine DN, Rapalino O. The pathophysiology of lumbar puncture headache. *J Neurol Sci*. 2001;192(1-2):1-8.

Mokri B. Spontaneous intracranial hypotension spontaneous CSF leaks. *Headache Currents*. 2005;2(1):11-22.

Schievink WI. A novel technique for treatment of intractable spontaneous intracranial hypotension: lumbar dural reduction surgery: brief communication. *Headache*. 2009;49(7):1047-1051.

18 두통 및 목

경부 통증은 편두통에 있어서 흔한 증상이며 두통 이전부터 두통 이후까지 다양하게 나타날 수 있다. 편두통 환자의 62%에서는 전구기에, 90%는 두통기에, 41%는 두통 후에 경부 통증이 발생한다. 적지 않은 환자들이 경추의 원인에 의해 자신의 편두통이 생겼다고 믿는 경향이 있어 경추부의 특정한 처치가 필요하다고 생각하지만 실제 이에 대한 의학적 근거는 없다. 경추부의 질환이 두통과 연관되는가를 명확하게 하기 위한 몇몇 진단 기준이 제시되었다.

국제두통질환분류 제2판 진단기준

A. 목에서 시작되어 두부 또는 안면의 한군데 이상에서 나타나는 C, D를 충족하는 두통

B. 두통의 원인으로 알려지거나 일반적으로 받아들여지는 경추 또는 목의 연 조직내의 질환이나 병소의 임상, 검사실 검사 또는 영상학적 증거

C. 다음 중 적어도 하나에 근거한 목의 질환 또는 병소에 의한 통증이라는 증거

   1. 목이 통증의 원인과 관련이 있다는 임상 징후를 입증
   2. 위약이나 적절한 다른 약물로써 경부 구조물 또는 경부 신경의 진단용 차단 후 두통의 소멸

D. 원인 질환 또는 병소가 성공적으로 치료된 후 3개월 이내에 두통이 사라짐

국제두통학회에서는 경추증을 경추성 두통의 원인으로 받아들이지 않고 있다는 점은 알아둘 만하다.

ANTONACCI 진단기준

- 한쪽으로만 국한되는 편측성 두통
- 유발점, 자세, 어깨나 팔의 통증, 운동범위의 감소 등 경추의 침범을 나타내는 증상

- 매우 강렬하지 않은 중등도의 통증이 간헐적이거나 지속적으로 나타남
- 통증이 목에서 시작됨
- 국소 마취를 통한 블록에 의해 통증이 완화되거나 외상과 밀접한 연관을 보임
- 자율신경 증상 또는 편두통 증상이 나타날 수 있음

Antonacci 진단기준에 대하여 몇 가지 언급될 부분이 있다. 국소마취를 통한 블록이나 후두신경 신경차단에 의한 호전적 반응은 편두통에서도 관찰되므로 이러한 치료에 대한 반응성은 경추성 두통 진단의 가능성을 강하게 제시할 수 있는 수준으로 받아들여져야 한다는 것이다. 오히려 이러한 치료적 접근에 대한 무반응성 또는 경추통을 유발하는 해부학적인 부위에 정확하게 소량으로 주입 후에 명확한 반응을 보이는 경우가 더 진단에 큰 도움이 된다. 경추성 두통에 있어서 자율신경 증상, 편두통 증상에 대한 허용은 편두통 또는 군발두통을 유발하는 뇌신경구조에 대한 관여가능성을 시사함으로 문제가 될 수 있다.

경추성 두통의 특정 원인들

후두 신경통

후두 신경통은 흔하지 않은 질환이지만 실제 임상에서 과도하게 진단되는 경우가 흔하다. 후두 신경통에 대한 진단은 후두신경차단에 대한 반응성에 근거하여야 한다. 그러나 편두통 환자들에서 후두부 두통이 자주 나타나고 이러한 경우 후두신경차단에 의해 효과를 보일 수 있다. 사실 성공적인 후두신경차단은 원인 병소가 되는 신경의 원위부를 국소 마취하는 것이라고 할 수 있다. 후두신경 또는 주변부의 압통이 경부, 두피의 감각과민이나 근압통으로 표현되는 경우가 많다. 후두부의 탐색적 수술을 통해 신경의 압박을 확인하거나 주변의 해부학적 병소를 확인하는 최근의 경향은 경추성 진단에 대한 일반적 견해로 생각하지 않으며 편두통 환자들에서 후두신경 차단 또는 자극술이 의미하는 신경조절효과와 크게 다르지 않다. 그러나 경추 상부 및 후두의 외상에 의해 실제로 후두 신경통이 발생하고 있는 것은 사실이다.

국제두통질환분류 제2판의 진단기준은 다음과 같다.

A. 돌발적인 찌르는듯한 통증이 대,소 후두신경 또는 제3후두신경이 지배

하는 부위에 발생하며, 발작 사이 지속적인 통증이 있을 수 있다.

B. 침범된 신경을 누르면 압통이 발생한다.

C. 통증은 신경 block으로 일시 완화된다.

저자들의 견해에서는 압통의 유무는 크게 진단에 도움이 되지 않으나 저림과 함께 나타나는 Tinel's sign 은 진단적 가치를 가진다.

목-혀 증후군(Neck tongue syndrome)

이는 머리를 움직일 때 편측의 후두부 통증과 동측 혀의 감각 이상이 발생하는 드문 질환 이다. 고리중쇄탈구(atlantoaxical dislocation) 에 의해 제 2 경추의 감각분지가 자극됨으로써 증상이 나타난다.

Zygapophyseal 관절 통증(Facet 통증)

경추성 두통의 가장 흔한 원인이다. Facet 통증이 있는 대부분의 환자에서 외상의 병력이 있다. Facet 관절은 이론적으로 고개를 옆으로 구부린 상태에서 과신전이 될 때 가장 자극을 받지만 이러한 도수적 시행의 진단적 가치에는 아직도 의문이 제기 된다. 각 facet 관절은 특징적인 연관통이 나타난다(그림 18-1).

추간판 두통 : 두통의 원인으로서의 불확실성

추간판 탈출 및 척추근 압박이 두통의 원인이 되는 가에는 아직 논란이 많다. 일부 연구에서는 제2,3 경추 추간판을 자극하면 두통이 발생한다고 보고하였으나 국제두통질환분류 제2판에서는 두통의 원인으로 포함하지 않고 있다. 일반적으로 많이 발생하는 제2.3 경추 하부의 추간판 탈출은 두통의 원인으로 받아들여지지 않는다.

근막동통증후군

유발점은 골격근의 taut band 에 존재하는 과흥분영역을 의미한다. 유발점은 압력자극에 민감하여 유발점과 먼 부위에 연관통을 발생한다. 유발점주변의 압통이나 연관통은 환자의 증상들 중 하나이며 측두근, 후두하근, 등세모근의 상부, 흉쇄유돌근에 위치한 유발점은 삽화성 두통 또는 긴장형 두통을 발생시킨다. 만성 경부통 또는 만성편두통의 성향을 보이는 두통환자

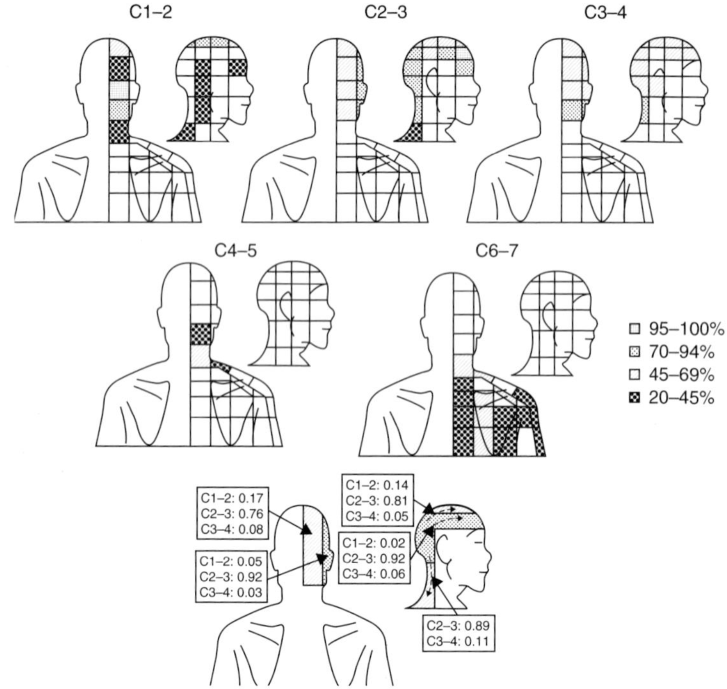

그림 18.1 Zygapophyseal 관절의 자극에 의해 나타나는 통증의 분포. 음영 부위는 특정부위에서 통증을 느끼는 환자들의 분율을 표시함.
Source: With permission from Cooper and colleagues, Blackwell Science.

에서 유발점주사가 치료로 시도되고 있다. 저자들은 주로 1-2% 리도카인 단독 또는 0.5% 부피바케인 혼합액 0.25-0.5ml를 30게이지 주사기로 주사한다. 전체 양을 삼등분하여 유발점을 중심으로 3방향으로 주사바늘을 전진/후퇴를 반복하며 주입한다. 유발점이 정확한 경우 주사시에 근육의 수축을 관찰할 수 있다.

REFERENCE

Simons DG, Travell J, Simons LS. *Travell and Simons' Myofascial Pain and Dysfunction: The Trigger Point Manual*. Vol 1. 2nd ed. Baltimore, MD: Williams & Wilkins; 1999.

19 코 부비동 질환에 의한 두통: 실제적 접근

서론

급성 부비동염은 흔한 질환으로 미국에서는 매년 약 3000 만 명이 이환 된다. 바이러스성이 가장 흔하지만 약 2%에서는 세균성이 원인이 된다. 세균성 부비동염은 화농성 비루와 같은 이학적 증상과 두통이 동반되는 경우가 많다.(표 19.1) 두통의 위치는 원인이 되는 부비동염과 연관성을 가진다. 전두엽 두통 및 부비동형의 두통은 편두통 또는 기타 일차 두통에서도 흔하게 관찰되며 적절하게 치료하는 경우 호전된다.

표 19.1 급성 부비동염의 흔한 증상 및 징후

급성 부비동염의 흔한 증상 및 징후	코막힘
후각소실/후각감소	앞으로 숙일 때 심해지는 두통
발열 또는 권태	상악이 치통
구취	저작시 통증

병태생리 및 해부학적 측면

비강을 통해 흡입된 공기의 부분과 미립자가 제거된다. 부비동은 비강과 연결되어 있으며 상피세포및 점막으로 덮여 있다. 섬모성 상피세포는 비강내의 점액을 제거하여 세균성 감염을 차단한다. 부비동의 출구가 폐쇄되면 이산화탄소의 분압이 높아져 혐기성 환경에 의한 세균 증식의 기회가 많아진다. 만성 부비동염에서는 점액층의 증식과 비강내에 폴립이 발생한다. 부비동에는 크게 다음과 같이 4개의 동이 존재한다.

- 상악동: 가장 큰 부비동으로 태어날때부터 형성되며 양 뺨의 뒤쪽에 위치한다. 급성 염증은 뺨, 위쪽 치아, 턱등에 통증을 유발한다.
- 사골동: 양쪽 눈과 코 사이에 위치한다. 태어날 때는 액체로 채워져 있으나 1세가 지나면서 공기로 치환된다. 급성 염증은 눈과 코의 통증을 유발한다
- 전두동 : 눈 위쪽에 위치한다. 6세가 지나서 형성되며 급성 염증은 이마 주변의 통증을 유발한다.

■ 접형동: 눈과 코 뒤쪽에 위치한다. 태어날 때부터 형성은 되어 있으나 3세가 지나야 공기로 채워진다. 급성 염증은 귀, 정수리, 경부의 통증을 유발한다.(그림 19-1)

접형동의 양측면에 위치한 해면정맥동은 3,4,5,6 번 뇌신경과 내경동맥을 포함한다. 해면정맥동의 염증이 생기면 안구마비, 안구돌출, Honor 증후군, 삼차신경분지의 감각 이상 등이 나타난다. 해면정맥동은 감염외에 톨로자 헌트증후군과 같은 염증성 질환, 내경동맥의 동맥류, 외상, 신생물 등에 의해 병변이 발생할 수 있다.(그림 19-2)

임상 양상

부비동염은 시간적 경과 및 증상에 따라 다음과 같이 크게 4가지로 분류된다.

- *급성 부비동염*: 1일에서 4주 이내. 1주일 이내에서는 바이러스성이 그 이후에서는 세균성이 원인인 경우가 많다. 대부분 증상이 완전하게 호전되는 경우가 많다.

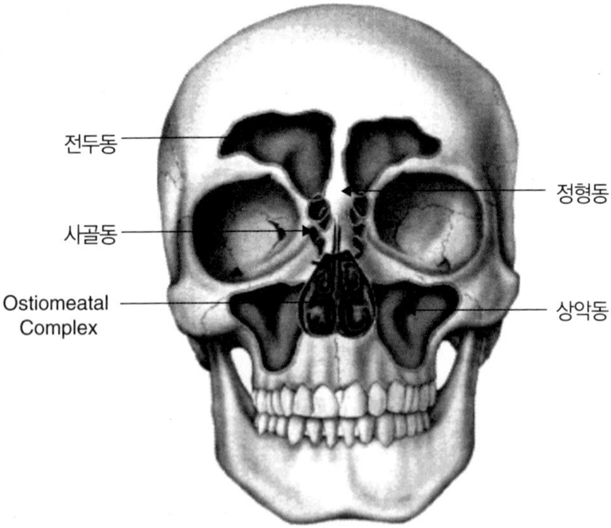

그림 19.1 부비동염의 해부학. 상악동의 구멍, 사골누두, 중갑개, 사골융기로 구성된 osteomeatal 복합체가 전두동, 상악동, 사골동의 주된 배출경로이다.

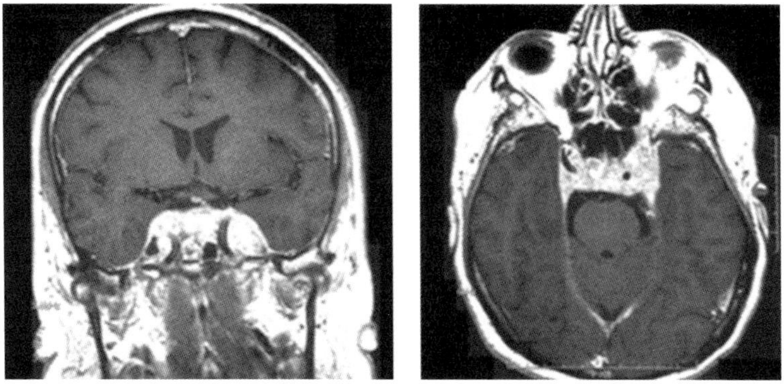

그림 19.2 해면정맥동 증후군. Coronal 및 axial T2 MRI에서 actinomycosis에 의한 양측 해면정맥동의 비후를 보여준다.

Source: From *Headache. 2004; 44(8):803-11.*

- *반복성 부비동염*: 1년내에 7일 이상 지속되는 부비동염이 최소 4번 이상인 경우
- *아급성 부비동염*: 4주에서 12주 이내.
- *만성 부비동염*: 증상 및 징후가 12 주 이상 지속되는 경우

임상양상 및 징후는 부비동염의 진단에 중요하며(표 19-2) 두통의 위치를 통해 원인이 되는 부비동염을 예측할 수 있다. 두통의 세기가 현재 부비동염의 정도와 비례하지는 않는다. 흔하지는 않으나 상악의 치통은 부비동염의 진단에 중요한 단서가 된다. 급성 부비동염에서는 드물게 벼락형 두통으로 발생할 수 있다.

급성 세균성 부비동염의 가장 흔한 원인은 Streptococcus pneumonia, Staphylococcus aureus와 같은 그람 양성 구균과 Moraxella catarrhalis, Haemophillis influenza, Escherichia coli와 같은 그람 음성균이다. 급성 부비동염과 달리 만성 부비동염에서는 S aureus가 가장 흔하다. 오랜 기간 기도삽관을 유지하고 있는 환자들에서는 Pseudomonas aeruginosa, Klebsiella pneumonia, Enterobacter, Proteus mirabilis와 같은 그람 음성균이 흔한 원인이 된다. 대부분의 급성 부비동염은 아목시실린의 항생제로 치료 되며 때로 국소적 스테로이드나 충혈치료제가 도움이 될 수 있다. 경우에 따라서는 amoxicilline-claulanate, azithromycin, fluroquinolone과 같은 광역의 항생제가 필요하게 된다. 항생제의 투여와 함께 비강의 부종을

표 19.2 부비동염의 예측인자

주요인자	부수인자
상악의 치통	기침
상악의 치통	이통/ 이충만감
화농성, 유색의 비루	구취
코막힘치료제에 대한 불량한 반응성	두통
발열(급성 부비동의 경우)	피곤
후각 소실/후각 감소	발열(만성부비동의 경우)
안면통/압박감[a]	

[a] 비부비동염의 진단을 위해서는 안면부 동통 및 압박감이 다른 주요 코 증상이나 징후가 동반되어야 한다.

표 19.3 부비동염의 위험인자

Condition	Comments
상기도 감염	대부분 바이러스성
알러지성 비염	충혈제거제의 과도한 사용은 악화를 초래함
이물질	어린이에서 흔함
비강 폴립, 종양	
비강 폴립, 종양	
비중격 비대칭	
비중격 비대칭	*P aeruginosa*를 의심함
당뇨	진균, S aureus를 의심함
HIV 감염	진균, CMV, 항상균, 기생충감염의 고위험인자

감소시키고 부비동의 배출을 증가시키는 치료가 병행되는 것이 바람직 하다. 당뇨환자나 면역이 억제되어 있는 환자에서는 진균성 부비동염이 흔하며 수술적 치료가 필요할 수 있다.

급성 부비동염의 가장 흔한 위험요인은 선행하는 바이러스성 감염이지만, 흡연을 하거나, 면역 결핍이 있는 환자에서는 중대한 감염으로 진행할 수 있다(표 19.3).

접형동염

상악동, 전두통, 접형동염에서는 주로 비루가 동반되며 시진,내시경, 일반적 방사선 검사를 통해 진단할수 있다. 임상가는 보통 부비동염의 대부분을 식별할 수 있다. 하지만, 부비동염의 3%를 차지하는 접형동 부비동염은 위치의 특성상 자주 오진된다. 후비루나 콧물 같은 증상은 대개 흔하지 않다. 보통 접형동 부비동염은 전부비동염(pansinusitis)에 동반되지만 단독으로 나타날 수도 있으며 급성, 아급성의 두통을 유발한다. 점액낭종(mucocele)이나 종양은 접형동을 침범할 수 있는 비감염성 원인이다. 접형동 부비동염의 임상 양상은 다양하고, 진단을 의심하게 할만한 특징적인 통증이 없다(표 19.4). 접형동 부비동염의 치료에는 항생제 정주가 사용된다.

부비동 감염, 특히 접형동 부비동염은 진단을 놓치거나 효과적인 치료를 못했을 경우 심각한 합병증을 야기할 수 있다. 그에 따르는 합병증은 다음을 포함한다:

1. 안와 질병(봉와직염, 부종, 농양)
2. 경막외 혹은 뇌내 농양(그림 19.3)
3. 뇌수막염
4. 상시상정맥동 혈전증

표 19.4 접형동 부비동염의 흔한 임상 양상

수면 방해	진행성 증상
안면 감각이상	발열
시력저하/뇌신경마비	진통제에 호전되지 않음
후두부, 안와 혹은 측두부 두통 (두정부는 덜자주)	서고, 걷고, 굽히거나 기침하는 것에 악화

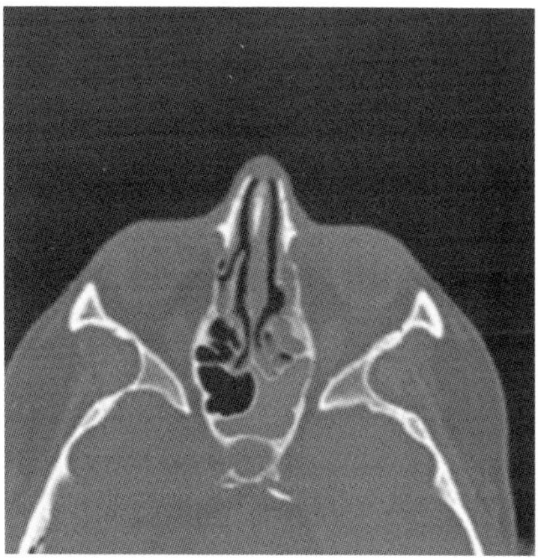

그림 19.3 접형동 부비동염. 부비동 CT는 왼쪽 접형동과 사골동의 염증을 보여준다.

Source: From *Headache*. 2007 Mar;47(3):463-6.

5. 해면정맥동 혈전증, 외안근마비
6. 뇌하수체 부전증
7. 점액낭종(잔류 낭종[retention cyst])

부비동염 : 진단적 검사

부비동 압통이나 색변화, 화농성 콧물과 같은 임상양상은 진단에 도움이 되지만, 항상 이들만으로 부비동염을 진단할 수 있는 것은 아니다. 특히 접형동 부비동염의 경우에 그렇다. 비경검사와 부비동 투과음영은 선별검사로 충분히 예민하지 못하다. 단순 방사선검사와 부비동 초음파검사도 임상적 적용에 한계가 있다. 신경영상의 적용은 만성 부비동염이 존재하거나, 접형동 부비동염이 의심되는 경우, 내시경이나 수술을 고려하는 경우에 적응증이 된다. 비록 일반적으로 CT가 우선적 선별검사로 선택되지만, CT와 MRI 모두 유용한 신경영상검사이다.

부비동염의 검사에서 CT의 장점은 다음과 같다:

- 골구조의 규명이 MRI보다 좋다.
- 접형동 부비동염 진단의 최적 표준임.
- 관상면 영상은 사골동 부비동염을 효과적으로 진단한다.
- 점막의 비후와 공기액체층(air-fluid level)을 적절히 보여준다.

부비동염의 검사에서 MRI의 장점은 다음과 같다:

- 더 나은 비점막의 시각화
- 세균성, 바이러스성 혹은 진균성 감염의 구별이 CT보다 우월하다.
- 점액낭종과 양성 종양을 식별할 수 있다.
- 종양에 의한 골 미란을 진단한다.

비경은 비강내 통로와 부비동을 직접적으로 확인할 수 있고, 신경영상의 부비동 질환 진단에 보완적인 역할을 한다. 장점은 다음과 같다 :

- 병력, 이학적 검진 혹은 신경영상에서 놓친 질병을 직접적으로 진단 가능하다.
- 내시경적인 검체로 병인체를 규명 가능하게 한다.
- 난치성 혹은 만성 증상을 가진 환자들에서 보다 나은 평가가 가능하다.

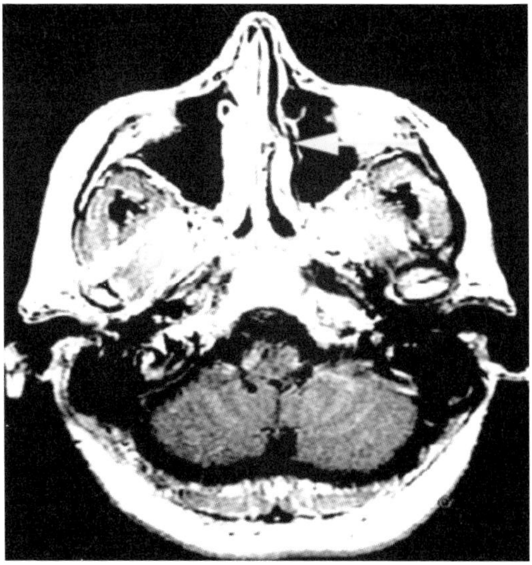

그림 19.4 접촉점 두통. 만성 편두통 환자에서 왼쪽 코의 접촉점.
Source: From Rozen, *Neurology*, 2009:72;1107.

접촉점 두통(Contact Point Headache)

가측 비강벽(nasal wall)에 접촉점을 가진 비중격편위(그림 19.4)는 삽화성 혹은 일시적인 두통을 만들 수도 있다. 때로 이런 이상 소견은 영상의학과 의사가 간과할 수 있으며, 치료에 불응하는 두통 환자들에서 반드시 고려되어야 하는 부분이다. 이비인후과적 검사는 유용할 수 있으며, 리도카인과 같은 마취약을 이용한 비강내 차단술로 확진할 수도 있다. 만일 진단이 정확하다면, 접촉점을 제거함으로써 두통을 호전시킬 수 있을 것이다. 두통이 없는 환자에서 이런 영상학적인 이상소견이 흔하기 때문에, 두통 혹은 편두통이 오기 쉬운 유전적 소인과 같은 중추성 질병없이 접촉점 두통이 나타날 수 있는지는 명확하지 않다.

편두통과 "부비동 두통"

부비동염(rhinosinusitis)에서 흔하지만, 현저한 두통은 흔하게 나타나는 임상 증상은 아니다. 각 부비동 구조 자체는 비교적 통증에 둔감한 조직이다.

편두통, 삼차 자율신경두통이나 그외 원발두통이 자주 전두부, 안와 혹은 안면 통증과 동반되기 때문에 환자나 임상가들도 "부비동두통"이라고 잘못된 진단을 할 수 있다.

국제두통질환분류 제2판에서는 부비동염에 기여하는 두통을 다음과 같이 규정하고 있으며 만성부비동염은 두통의 원인으로 인정하지 않고 있다:

A. 얼굴, 귀 또는 치아의 한 군데 이상의 통증을 동반하고, 진단기준 C,D를 만족하는 전두부 두통
B. 급성 또는 악화된 만성 비부비동염의 임상 증거 및, 코 내시경, 전산화단층촬영술/자기공명영상, 또는 검사실 검사상의 증거
C. 두통과 안면통이 부비동염의 시작 또는 급성 악화와 동시에 발생
D. 두통 그리고/또는 안면통이 급성 또는 급성 악화된 만성 부비동염의 완화 또는 성공적인 치료 후 일주일 이내에 없어짐.

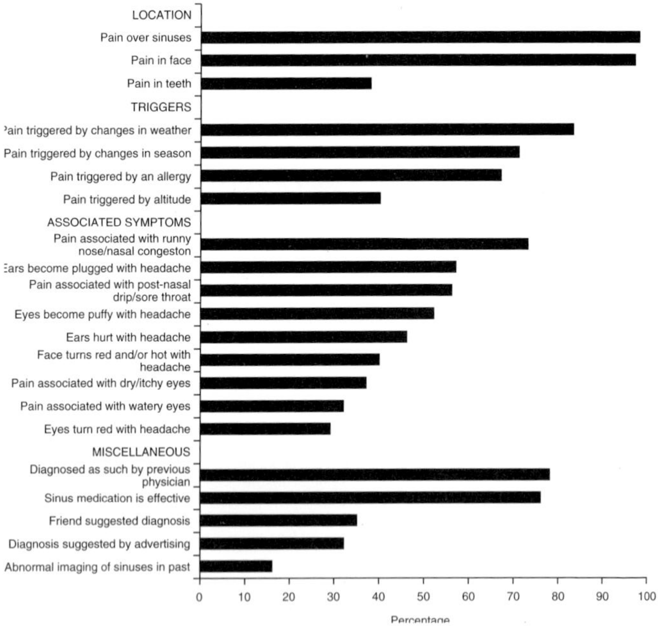

그림 19.5 100명의 "부비동두통" 환자군에서의 증상들.

Source: From Eross et al., *Headache*. 2007.

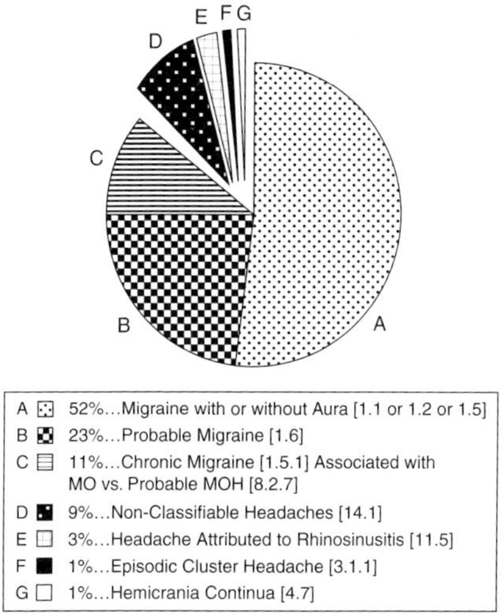

그림 19.6 100명의 "부비동두통" 환자군을 실제 국제두통질환분류 제2판을 적용했을 때의 진단.

Source: From Eross et al., *Headache*. 2007.

많은 환자나 임상가들은 통증의 위치나 두통에 동반되는 부교감 증상 때문에(그림 19.5) 많은 원발두통을 "부비동 두통"으로 부정확하게 진단하고 있다. 안와 혹은 후안와 통증, 콧물, 코막힘, 동공수축, 눈물, 그리고 얼굴의 땀 같은 증상들이 원발두통과 부비동염에서 모두 흔하다. 이러한 코 증상을 야기하는 부교감신경의 부근에 편두통에 관여하는 삼차신경이 있음은 이러한 임상적인 중첩을 설명할 수 있다.

사실, 스스로 "부비동 두통"이라 칭하는 환자들의 대부분은 편두통 환자이다(그림 19.6). 대개의 환자들은 트립탄을 포함한 다양한 진통제에 호전된다. 군발 두통, 여타 자율신경두통과 지속반두통 또한 전두부 혹은 안와의 통증과 두드러진 자율신경 증상으로 인해 부비동두통으로 오진될 수 있다.

비록 만성 부비동 증상을 가진 환자들이 자주 원발두통을 가지고 있지만, 임상가들은 합병증을 막기 위해, 세균성 부비동염을 조기에 인지해야 한다(표 19.5).

표 19.5 두통, 비강, 부비동 질환: 중요포인트

부비동염은 일반적으로 두통 이외의 코막힘 같은 징후와 증상을 수반한다.
1주 이내의 급성 비부비동염은 대개 바이러스성이다.
접형동 부비동염은 병력과 이학적 진찰에서 놓치기 쉬우며, 발열과 동반된 진행성의 두통 혹은 벼락두통 환자에서 반드시 고려되어야 한다.
신경영상과 내시경은 부비동 질병의 상보적인 검사이다.
국제두통질환분류 제2판은 만성 부비동염을 두통의 원인으로 인정하고 있지 않다.
난치성 환자나 접촉점두통이 의심되는 환자에 부비동의 신경영상 및 이비인후과 협진을 고려하라.
"부비동두통"은 일반적으로 임상가와 환자에 의해 과잉 진단되고 있다.
만성 두통과 부비동 증상을 지닌 대개의 환자들은 편두통 같은 원발두통을 가지고 있다.

REFERENCES

Cady RK, Dodick DW, Levine HL, et al. Sinus headache: a neurology, otolaryngology, allergy, and primary care consensus on diagnosis and treatment. *Mayo Clin Proc*. 2005;80(7):908-916.

Eross E, Dodick D, Eross M. The Sinus, Allergy and Migraine Study(SAMS). *Headache*. 2007;47(2):213-224.

Gupta M, Silberstein SD. Therapeutic options in the management of headache attributed to rhinosinusitis. *Expert Opin Pharmacother*. 2005;6(5):715-722.

Houser SM, Levine HL. Chronic daily headache: when to suspect sinus disease. *Curr Pain Headache Rep*. 2008;12(1):45-49.

Levine HL, Setzen M, Cady RK, et al. An otolaryngology, neurology, allergy, and primary care consensus on diagnosis and treatment of sinus headache. *Otolaryngol Head Neck Surg*. 2006;134(3):516-523.

Index

≪K≫

≪L≫

≪M≫

≪N≫

≪O≫

≪P≫

≪R≫

≪S≫

≪T≫